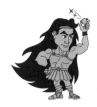

줄기세포를 분화시키고
모모세포를 증식화시키고
모유두세포를 활성화시키는

헤라클·헤라
탈모 발모 혁명

한의사 **조정식** 지음

건강다이제스트 社

CONTENTS

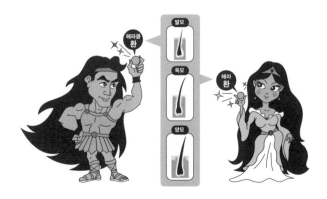

30여 년의 화두 '탈모'에 대한 물음과 답을 시작합니다

'탈모'

참으로 고상한 단어입니다.

물론 이 단어 자체가 고상하다는 의미는 아닙니다.

머리카락이 한 올 한 올 빠져 너무도 신경 쓰이는 사람들에게 '탈모'라는 단어는 고상하게 느껴진다는 의미입니다.

사실 머리카락 빠짐을 걱정해 보지 못한 사람들에게 '탈모'라는 단어는 그냥 일상에서 스치는 평범한 단어일지도 모릅니다.

하지만 빠지는 머리카락의 개수에 마음 졸이는 사람들에게 '탈모'라는 단어는 아주 아주 고상하게 여겨집니다. 왜일까요?

'탈모'

머리카락이 빠지는 상황을 표현한 단어입니다.

그러나 머리카락 빠짐을 앓고 있는 대부분의 탈모 환자들은 이 단어에 익숙하지 않습니다.

오히려 탈모 환자들에게 익숙한 단어는 '대머리'입니다.

'대머리'는 누군가를 비하하기 위해서 생긴 단어는 아니지만 어느 순간부터 '대머리'라는 단어는 탈모를 앓고 있는 사람들에게 가장 치명적으로 마음에 상처를 안겨주는 단어가 되어버렸습니다.

필자 역시 마찬가지입니다.

아이들은 너무도 순수합니다. 그래서 스스럼없이 얘기합니다.

"아! 아저씨, 대머리다."

누군가의 말에 마음의 상처를 잘 받지 않으려고 노력하는 편이지만 역시 '대머리'라는 단어에는 너무도 큰 상처를 받았습니다. 그래서 아마도 스스럼없이 솔직한 아이들 앞에서는 조금 더 긴장할 수밖에 없었는지도 모릅니다.

'탈모'

탈모가 생명을 위협하지는 않습니다.

물론 탈모의 원인 중 일부는 생명을 위협할 수도 있는 여러 가지 질환적 원인들이 있습니다. 하지만 대부분의 탈모 원인과 기전은 직접적으로 생명을 위협하지는 않습니다.

그럼에도 불구하고 탈모인들의 삶은 생명을 위협하는 질환을 앓고 있는 사람들의 삶의 질만큼 좋지 못합니다. 경우에 따라서는 그 이상 좋지 않을 수도 있습니다. 특히 결혼을 앞둔 청춘 남녀에게 탈모는 치명적입니다.

외모를 중시할 수밖에 없는 우리 사회에서 탈모를 앓고 있는 청년의 가슴앓이는 이루 말할 수 없는 고통입니다. 필자 역시 그러했습니다. 애써 부인하고 싶지만, 인연을 맺을 사람을 찾는 과정에서 스스로의 마음을 다잡고 자신감을 가져보려고 부단히 애써보지만 정작 상대와 자리를 같이 하면 스스로 작아짐을 느낍니다. 주눅들 수밖에 없습니다.

누군가는 얘기합니다. "뭘 그렇게 주눅들어 하느냐?"고.

그러나 모릅니다. 탈모를 겪어보지 못한 사람은 탈모가 얼마나 우리 사회에서 사람을 주눅들게 하고, 고민하고 갈등하게 만드는지를 알지 못합니다.

30년 이상을 탈모로 고민하다!

때로는 '그러려니'하는 대수롭지 않은 마음으로 지냈던 시절도 있었습니다.

때로는 '왜, 내가?'라는 의아한 마음으로 지냈던 시절도 있었습니다.

때로는 '에이, 그래도 나을 수 있겠지!'라는 애쓰는 마음으로 지냈던 시절도 있었습니다.

때로는 '어? 점점 심해지는데…' 하는 불안한 마음으로 지냈던 시절도 있었습니다.

어느 날 '머리카락 빠짐의 탈모'는 필자의 외형적 모습에서 가장 먼저 눈에 띄는 특징이 되어 있었습니다.

때로는 '답답함을 누군가에게 속 시원하게 얘기나 해 봤으면'하는 암담한 마음으로 지냈던 시절도 있었습니다.

때로는 '정말 원 없이 연애 한 번 해 봤으면 좋겠다.'라는 간절한 마음으로 지냈던 시절도 있었습니다.

때로는 '이렇게 해서 장가라도 제대로 갈 수 있을까?' 하는 두려운 마음으로 지냈던 시절도 있었습니다.

때로는 '이제는 결혼을 하고 아이까지 있는데 굳이 탈모에 신경 쓰지 않아도 되지 않을까?'하는 안온한 마음으로 지냈던 시절도 있었습니다.

그렇게 '머리카락의 탈모'가 외모적 특징 중에서 가장 뚜렷해진 순간부터 모든 일상은 '탈모에 대한 외부의 시선과 말투, 스스로가 느끼는 의식과 자존감 등 과거의 아쉬움, 현재의 갑갑함, 미래의 두려움 같은 감정'으로 뒤섞이게 되었습니다.

한의사로서 '인간의 생리와 병리'를 알고자 하는 마음으로 연구를 시작하면서 자연스럽게 기존 의료에서도 치료되지 않는 수많은 난치성 환자들을 만날 수 있었습니다. 난치성 환자분에게 도움을 드리면서 가슴 한 켠에 숙제처럼 남겨두었던 것! 바로 '선천적인 유전학적 탈모에서 후성유전학적 발모로의 도약'이라는 주제였습니다. 그것을 화두로 삼아온 지 25년!

탈모로 인해서 제약된 이성의 한계에 대한 갑갑함과 탈모로 인해서 억눌린 감성의 보상에 대한 아쉬움! 이제 그 화두에 대한 물음과 답을 시작하려고 합니다.

산청(산음) 출신의 동무 이제마 선생과
양평군 허준 선생을 흠모하는 산음동양 조정식

'헤라클·헤라 혁명'으로
'탈모의 절망'을 '발모의 희망'으로

어느 누구든 화려한 시절이 없었겠습니까?

20대에 이미 30~40대 아저씨의 풍모를 갖췄던 필자 또한 아련한 화려함이 있었음을 나중에서야 깨닫게 됩니다.

유년기

필자의 어린 시절은 '여린 소년'의 모습이었습니다.

곱상하게 생긴 외모는 초등학교 시절, 학예회를 위한 연극에서 당연히 여성으로서의 역할이 주어질 정도였습니다.

뽀얀 피부와 보드라운 살갗으로 "서울에서 전학 왔냐?"는 시골 친구들의 농담 아닌 농담이 사실처럼 여겨질 정도였습니다.

10대 시절

필자의 고등학교 시절은 '미소년'의 모습이었던 것 같습니다.
어느 날 하숙집으로 예닐곱의 여학생들이 찾아왔다고 하숙집 아주머니께서 말씀하십니다.
근처 여자고등학교의 여학생들이 '나의 얼굴'을 한 번 보기 위해서 왔다는 것입니다.
쑥스러움을 많이 타던 필자는 멋쩍어하면서 "그냥 공으로 보여 줄 수는 없는데예."라는 핑계를 대며 나가지 않았습니다.
그렇게 필자의 18세 모습은 그럭저럭 볼만했던 모양입니다.

20대 초반 시절

10대 후반의 어느 날부터 탈모가 시작되었음을 알게 됩니다.
잠깐잠깐 거울 속에 비쳐지는 머리 모양에 약간의 의구심을 품기 시작했습니다.

20대 중반 시절

탈모로 엄청난 스트레스를 받기 시작했습니다.
세상에 대한 고민을 마치고, 밖으로 나가려던 시점에서 만난 뜻밖의 복병이었습니다.
'어린 시절부터 궁금해 왔던 자아와 세상의 본질적인 물음에 대한 스스로의 고민 속에서 터득한 나름의 결론을 외부로 표출해야 하는데, 그러한 시도를 해보기도 전에 이렇게 무너지는가?' 하는 생각에 힘들었습니다. 외모의 변화에 대한 세상의 시선이 두렵기만 했습니다.

20대 후반 시절

연애를 준비하다!

그녀는 필자와 참으로 비슷했습니다.
우연이라고 하기에는 바라보는 곳이 너무도 비슷했습니다.
그러기에 끌렸습니다.
그러나 그녀는 알 수 없었습니다.
말이 없었습니다. 밝게 웃고 있는 미소 뒤에 숨겨진 비애가 느껴졌습니다.
말이 없었습니다. 맑고 경쾌한 목소리 뒤에 숨겨진 서글픔이 느껴졌습니다.
그렇게 그녀는 쉽게 마음을 열지 않았습니다.
필자의 연애는 그렇게 끝이 났습니다.
남겨진 것은 '참외의 추억' 입니다.

연애를 시작하다!

20대 후반, 사랑하고 싶었습니다.
세상을 사랑하고파 혼자의 사색을 사랑하였으며, 사람이 그리워 자연으로 들어갔습니다.

그런 사랑과 그리움을 한 여성에게서 느끼고 싶었습니다.

그러나 그 사랑은 쉽지 않았습니다.

그녀의 문제가 아닙니다. 필자의 문제입니다.

이미 경계의 벽부터 치는 것이 문제였습니다. 처음부터 경계가 없는 사랑이 가능하지는 않겠지만 스스로가 규정한 그 경계는 쉽게 허물어지지 않았습니다. 그 경계는 스스로가 만든 경계였음을 나중에야 알게 되었습니다.

머리카락은 조금씩 빠지고 있었고, 비록 부인하고 싶었지만 객관적인 외모의 부끄러움에 스스로 이미 인정할 수밖에 없는 나약함으로 그녀를 향했으니, 당연한 결과였습니다.

그렇게 20대 후반, 뜨거워야 할 사랑은 '여름날의 우렁찬 소낙비'가 아닌 '겨울날의 차가운 가랑비'가 되었습니다.

연애를 마치다!

'더 이상의 연애는 없다!'

탈모로 인한 '스스로의 제약'에 화가 났습니다.

그리고 어쭙잖은 관계성을 지속한다는 것이 싫었습니다.

그렇다면 '주어진 현실에 충실하자.' 다짐했습니다.

화끈하고 싶었습니다.

감정에 솔직하고 싶었습니다.

그러나 짓눌려버린 감정은 쉽게 터트려지지 않았습니다.

그렇게 '사랑의 감정'을 애써 무시하고 적잖은 시간이 흘렀습니다.

갈피를 잡지 못하는 사랑의 감정에 매여 있고 싶지 않았던 것 같습니다.

30대 초반 시절

'결혼은 해야 하는데?'
세상의 이치에 늘 관심을 두었던 필자로서는 어찌할 수 없는 세상살이의 결혼이라는 문제와 맞닥뜨릴 수밖에 없었습니다.
필자의 자존심 또한 예사롭지 않았습니다.
비록 머리카락은 많이 없지만, 이것으로 인해서 '기가 죽을지언정 이것이 내 인생에서 계속 장애물로 작용하지 않도록 하리라.'라는 나름의 결심이 있었습니다.

30대 중반 시절

결혼을 하고 나니 마음이 한결 가벼워졌습니다. 사랑해주는 사람이 있어 너무 좋았습니다.
이제는 머리카락에 대해서 크게 신경 쓰지 않아서 더 좋았습니다.
물론 전혀 머리카락에 신경을 쓰지 않음은 아니니 약간의 불편함과 신경쓰임은 있었지만, 예전만큼은 아니니 너무너무 좋았습니다.
사랑하는 사람이 필자의 머리카락을 의식했다면 아마 스스로도 머리카락을 의식했을 것입니다.
하지만 필자를 사랑해주는 사람은 머리카락에 대해서 크게 신경 쓰지 않았습니다. 아니 오히려 젊은 시절의 사진을 보여 주면 지금의 모습이 훨씬 더 멋있다고 한술 더 떴습니다.

필자는 행복한 사람입니다. 그래서 그렇게 편안하게 30대 중반의 시절을 보냈는지 모릅니다.

30대 후반 시절

탈모에 대해서 거의 잊고 살다시피 했습니다.

간혹 세상이 필자에게 한마디씩 합니다.

"조 원장, 가발을 하는 것은 어떠하신가?"

필자는 대답합니다.

"우리 집사람은 지금이 더 좋답니다."라고 말씀드리면서 조금은 멋쩍어하기도 했습니다.

"조 원장님, 머리를 심어 보는 것은 어떠하신지요?"

필자는 대답합니다.

"관심 가져 주셔서 감사합니다."라고 말씀드리면서 조금은 발그스름해지기도 했습니다.

그러나 그때는 탈모에 신경 쓰고 있어야 할 때가 아니었습니다. 알고 싶은 것, 알아야 할 것도 많았습니다. 더구나 30대에 하지 않으면 안 되는 것, 30대에 하지 않으면 못 하는 것을 해야 했습니다. 그렇게 30대 후반은 흘러갔습니다.

40대 초반 시절

지독한 유전형 남성 M자형을 지나 U자형으로 진행하는 20년의 탈모를 겪었지만 여전히 낯설게만 느껴졌던 30대의 탈모가 조금 더 익숙해져 버린 불혹의 40대 탈모로 접어들었습니다.

새롭게 누군가를 만나면 빠진 '민머리'의 외모에 조심스럽게 여쭤 보던 말씀에, 이제는 "서른 몇 살입니다."라는 말보다는 "마흔 몇 입니다."라고 답변 드림이 덜 쑥스러워진 나이가 됐습니다.

40대 중반 시절

모임에 나가면 친구들은 외모상 최고의 연장자가 왔다고 장난삼 아 늘 일어나곤 했습니다.

일어나지 않는 친구를 보면, "어른이 오셨는데, 일어나야지."하면 서 농담을 건네기도 했습니다.

"조 박사, 빠지는 내 머리카락을 어떻게 좀 해 줘라."는 고향 친구 의 부탁도 있지만, 그럴 때는 이렇게 얘기합니다.

"친구야, 나는 석사학위까지 해서 박사는 아니다. 아직은 내가 다 른 분야에 집중해서 연구를 하고 있으니, 그 연구가 마무리되는 대로 탈모 연구에 집중할 예정이니 대략적으로 몇 년만 기다려 라."라고 친구에게 희망을 불어넣어 줍니다.

40대 후반 시절

'산티아고 순례길'을 가자고 취중에 몇몇 친구들이 서로 약속을 하였습니다.

그러나 필자는 여러 가지 여건상 순례길에 참석하지 못할 것을 예상하였기에 선뜻 약속을 하지 못하였지만, 또 다른 새로운 미지의 경험을 상상하는 것만으로도 즐거울 수 있기에 간혹 한 번씩 생각해 보았습니다.

어느 날 '산티아고'와 관련된 영화를 보았습니다.

'가 보지 않은 길'이 궁금하였던 차에 영화의 주인공들보다 오히려 주변 풍광에 더 시선이 집중됨을 느꼈습니다.

'가 보지 않은 길'이지만 '우리가 다녔던 길들 또한 늘 같지 않음'을 묵시적으로 알기에 익숙한 상상의 걸음을 내디뎌 봅니다.

50대 시절

'다시금 새로운 날을 꿈꾸다!'

그렇게 지낸 세월입니다.

이제는 말할 수 있습니다.

"친구야, 네가 그토록 기다렸던 탈모 연구가 마무리되었구나. 우리 같이 50대의 새로운 꿈을 꾸어보자구나!"

'친구'라는 노래를 불러봅니다.

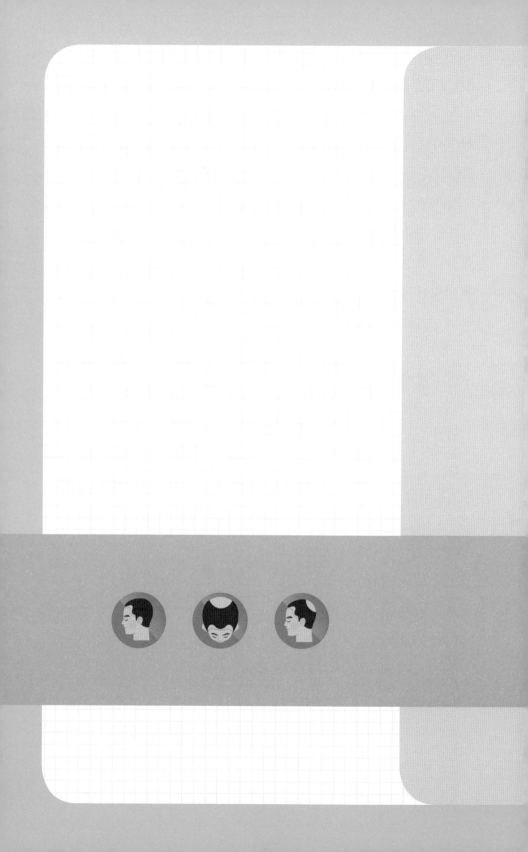

PART 1
탈모의 뉴노멀

01

탈모 원인은 '혈허'입니다

─────── 탈모의 원인은 다양합니다. 그러나 가장 본질적인 원인은 '혈허'입니다. 남성형 탈모의 원인 중 하나는 '디하이드로테스토스테론DHT'이라고 하지만 궁극적으로 '혈허'가 발생하지 않으면 디하이드로테스토스테론DHT은 탈모를 유발시킬 수 없습니다.

여성형 탈모의 원인 중 하나인 임신과 출산, 갱년기 등도 궁극적으로 '혈허'가 발생하지 않으면 탈모를 유발시킬 수 없습니다.

원형 탈모는 '면역질환'의 일종이지만 궁극적으로는 '혈허'를 유발하기에 발생한다고 보면 됩니다.

질환별 탈모 또한 동일한 이치가 작용합니다.

갑상선 탈모는 갑상선질환이 궁극적으로 '혈허'로 진행됨으로써 탈모가 유발됩니다.

다낭성 탈모는 다낭성질환이 궁극적으로 '혈허'로 진행됨으로써 탈모가 유발됩니다.

지루성 탈모는 지루성질환이 궁극적으로 '혈허'로 진행됨으로써 탈모가 유발됩니다.

영양결핍성 탈모는 영양결핍으로 인해 궁극적으로 '혈허'로 진행됨으로써 탈모가 유발됩니다.

항암 탈모는 항암으로 인해 궁극적으로 '혈허'로 진행됨으로써 탈모가 유발됩니다.

빈혈 탈모는 빈혈로 인함으로 당연히 '혈허'의 양상으로 인한 탈모라고 보면 됩니다.

스트레스가 탈모를 유발할 수 있지만 궁극적으로 스트레스가 '혈허'를 유발하기에 발생한다고 보면 됩니다.

다만, '혈허'와 겹쳐지는 2차적인 원인의 차이로 인해서 ▶남성형 탈모 ▶여성형 탈모 ▶원형 탈모 ▶질환별 탈모로 분류됩니다.

또 남성형 탈모 중 앞이마 탈모인 M자형 탈모, 정수리 탈모인 O자형 탈모, U자형 탈모로 나뉘게 됩니다. 여성형 탈모 중에는 산후 탈모, 갱년기 탈모 등으로 나뉘게 됩니다.

물론 갑상선 탈모, 지루성 탈모, 다낭성 탈모, 영양결핍성 탈모, 항암 탈모, 빈혈 탈모 등의 질환별 탈모의 궁극적 원인 또한 '혈허'입니다. 다만, '혈허'에다 질환에 따른 2차적인 원인이 덧붙여지기에 질환별 탈모로 이해하면 됩니다.

탈모의 핵심 원인은 '혈허'

탈모의 원인은 무엇일까요?

탈모의 원인은 '혈허'입니다.

탈모의 핵심 원인은 '5-알파환원효소'나 '디하이드로테스토스테론DHT'이 아닌 '혈허'입니다.

탈모의 원인에 대해서 다양한 접근이 이루어지고 있습니다.

"탈모는 유전에 의해서 확정되니 어쩔 수 없다."라는 주장도 있습니다.

이에 비해서 "비록 유전에 의해서 확정적인 탈모 유전자를 가지고 태어나더라도 후천적으로 어떻게 관리하느냐에 따라서 탈모가 되지 않을 수도 있다."라는 주장도 있습니다.

"탈모는 스트레스 때문이다."라는 주장도 있습니다.

"탈모는 5-알파환원효소 때문이다."라는 주장도 있습니다.

"탈모는 남성호르몬 때문이다."라는 주장도 있습니다.

이렇듯 다양한 주장들이 난무하고 있습니다. 물론 이러한 주장들에 대해 포괄적인 시각에서 접근을 해 보면 비슷한 주장을 하는 경우도 많음을 알 수 있습니다.

그리고 이 외에도 "탈모는 염증 때문이다."라는 주장도 있습니다.

자, 그럼 우리는 탈모의 원인을 무엇으로 보아야 할까요?

사실 '원인'이라는 개념을 어떤 범주에서 설정하느냐에 따라 다양한 의견이 피력될 수 있기에 다양한 원인적 접근이 필요하긴 하지만, 그러한 접근이 때로는 관념적으로 갈 수도 있기에 구체적이고 실질적인 접근을 해야 합니다.

'헤라클·헤라 혁명'에서 바라보는 탈모의 원인은 '혈허'입니다.

'혈허'를 유발하는 과정은 다양합니다.

유전적인 성향에 의한 '혈허'일 수도 있고, 후천적인 환경에 의한 '혈허'일 수도 있습니다. 질병에 의한 '혈허'일 수도 있고, 스트레스에 의한 '혈허'일 수도 있습니다.

골수세포의 손상에 의한 '혈허'일 수도 있고, 빈혈에 의한 '혈허'일 수도 있습니다. 호르몬 부조화에 따른 '혈허'일 수도 있습니다.

즉, 여러 가지 과정의 기전을 통해서 '혈허'가 발생하면 '탈모'로 진행됩니다.

이러한 과정에서 남성형 탈모, 여성형 탈모, M자형 탈모, O자형 탈모, U자형 탈모, 산후 탈모, 갱년기 탈모, 갑상선 탈모, 지루성 탈모, 다낭성 탈모, 영양결핍성 탈모, 항암 탈모, 빈혈 탈모 등 다양한 양상의 탈모 현상이 나타납니다.

결국 '탈모의 원인인 혈허를 어떻게 치료하느냐?'에 따라 '절망의 탈모를 희망의 발모로 변화시킬 수 있느냐?'가 결정됩니다.

'헤라클·헤라 혁명'은 '절망의 탈모'를, '희망의 발모'로 향할 수 있는 희열을 경험할 수 있도록 도와드립니다.

02

탈모 치료는 '헤라클환·헤라환'입니다

─────── 기존 다이어트와 '기존 탈모 치료'가 동일한 '대중치료'임에도 불구하고 '기존 다이어트의 대중치료'가 '기존 탈모 치료의 대중치료'보다 훨씬 쉽습니다. 왜냐하면 기존 다이어트의 대중적 목표는 '체중 감소'이며, 체중 감소는 극단적으로 굶기만 해도 일어나기 때문입니다.

이에 반해서 '기존 탈모 치료'의 대중적 목표는 '보존적 유지'이지만, '기존 탈모 치료'의 최종적 수단인 모발 이식조차도 '보존적 유지'가 이루어지지 않기 때문입니다. 왜냐하면 모발 이식을 하더라도 모발이 채취된 곳은 이미 '정상적으로 모발이 존재해야 할 부위에 모발이 존재하지 않는' 탈모 상태가 됩니다.

그뿐만 아니라 '질량보존의 법칙' 같이 '모발 수 동일의 법칙'이 적용될 것 같지만 실제는 '이식된 모발의 생착률'에 따라서 '모발 수 보존의 법칙'이 적용되지 않습니다.

다이어트의 경우에는 '체중 감소'를 목표로 하는 기존 다이어트라면 몸과 마음이 손상 당하더라도 극단적으로 굶으면 체중 감소는 100% 일어납니다. 그러다 보니 다양한 형태의 기존 다이어트에서는 다양한 방법으로 '체중 감소'를 일으킬 수 있습니다.

그러나 탈모의 경우에는 몸과 마음을 망치는 극단적인 어떠한 기존 처치 및 행동을 하더라도 '탈모 방지'는 100% 일어나지 않습니다. 그러다 보니 다양한 형태의 기존 탈모 치료에서 다양한 방법으로 '탈모 방지'를 시도하여 보지만 탈모는 진행될 뿐입니다.

'헤라클환·헤라환'은 기존의 탈모 치료와 다릅니다.
쉐딩현상이 없습니다.
오히려 '양모, 육모, 발모'가 시작됩니다.

'헤라클환·헤라환'은 기존의 탈모 치료와 다릅니다.
간 기능이 나빠지지 않습니다.
오히려 간 기능이 좋아집니다.

'헤라클환·헤라환'은 기존의 탈모 치료와 다릅니다.
성적 능력이 저하되지 않습니다.
오히려 성적 능력이 향상됩니다.

'헤라클환·헤라환'은 기존의 탈모 치료와 다릅니다.
'기존 탈모 치료'는 스트레스 받지 말라고 합니다.

그러나 스트레스를 벗어날 수는 없음을 '헤라클환'과 '헤라환'은
인정합니다.

다만, 스트레스를 덜 받으면 좋습니다.

'헤라클환·헤라환'은 기존의 탈모 치료와 다릅니다.

'기존 탈모 치료'는 약주를 하지 말라고 합니다.

그러나 사회생활 속에서 술자리를 피할 수 없음을 '헤라클환'과
'헤라환'은 인정합니다.

다만, 약주를 덜 마시면 좋습니다.

'헤라클환·헤라환'은 기존의 탈모 치료와 다릅니다.

'기존 탈모 치료'는 담배를 피우지 말라고 합니다.

그러나 원하는 기호식이라면 기존대로 할 수밖에 없음을 '헤라
클환'과 '헤라환'은 인정합니다.

다만, 담배를 덜 피우면 좋습니다.

'헤라클환·헤라환'은 기존의 탈모 치료와 다릅니다.

'기존 탈모 치료'는 샴푸, 린스 등의 세정제를 바꾸라고 합니다.

그러나 기존에 사용하던 제품이라면 그대로 사용함을 '헤라클
환'과 '헤라환'은 인정합니다.

다만, 덜 자극적인 제품을 쓰면 좋습니다.

즉, '헤라클환·헤라환'은 스트레스, 음주, 흡연, 세정제 등의 일상

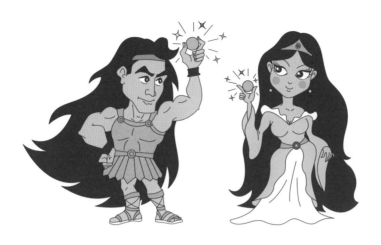

에 구애받지 않습니다. 비록 탈모에 나쁜 조건이 개입된다고 하더라도 그 나쁜 조건이 유지된 상태에서도 조금씩 나쁜 조건의 상황을 뒤집어 '양모, 육모, 발모'의 긍정적인 상황으로 변화시켜 갑니다.

'헤라클환·헤라환' vs '기존 탈모 치료'

기존의 숱한 탈모 치료가 '탈모 억제'를 위한 노력들이었다면, '헤라클환·헤라환'은 '양모, 육모를 통한 궁극적인 발모 촉진'이라고 보면 됩니다.

탈모의 객관적 기전 중 하나는 '디하이드로테스토스테론DHT에 의해서 모유두가 공격당함으로써 모발의 생장이 이루어지지 않는다.'는 것입니다.

그러나 이러한 디하이드로테스토스테론DHT에 의한 모낭의 공격 기전은 많은 탈모의 원인과 기전 중 하나일 뿐입니다.

즉, 테스토스테론을 디하이드로테스토스테론DHT으로 변환시키는 5-알파환원효소 1형과 2형을 억제한다고 하더라도 이는 '발모'가 아닌 '탈모'의 수많은 기전 중 하나를 억제하는 것뿐입니다.

그럼에도 우리의 눈에 보이는 감각의 인지 측면이 강하기에 '여러 가지 다양한 부작용'에도 불구하고 기존 치료가 진행되고 있지만 5-알파환원효소 1형과 2형에 대한 억제에 따른 '일부 탈모 방지'에 지나지 않습니다.

또한, 5-알파환원효소에 대한 기존 치료가 남성 O자형 탈모인 정수리 탈모에 대해서는 어느 정도 모발 탈락을 억제하거나 지연시키는 효과가 확인되었습니다만, 남성 M자형 탈모나 여성형 탈모에는 크게 효과적이지 않습니다.

물론 여러 가지 부작용에도 불구하고 5-알파환원효소 억제제를 활용하여 보지만 다른 특정 질환과 관련한 탈모에도 큰 효과가 없습니다.

03

'헤라클·헤라 혁명'은
'후성유전학'에 근거합니다

10대 후반의 초상

필자는 10대 후반의 어느 시점쯤, '어? 머리카락이 빠지네.'라는 탈모의 느낌을 받았습니다.

그 무렵 친지분들로부터 "할아버지와 아버지의 탈모 유전자를 네가 가지게 된 것 같구나."라는 말을 듣곤 했습니다.

물론 탈모가 갓 시작되는 시기였기에 크게 걱정하지 않았지만 한해 한 해 탈락해 가는 머리카락을 보면서 점점 걱정이 커져 갔습니다. 그러면서도 '그래, 내가 선대의 탈모 유전자를 받지 않았다면 우리 형제들 중에 누군가는 할아버지와 아버지의 탈모 유전자로 인한 고통을 받아야 되니, 차라리 내가 감내하고 가는 것이 낫겠다.'라고 생각하면서 살았습니다.

그러다 인간의 몸과 마음을 연구하던 중 후성유전학을 알게 되었습니다. '비록 선천적으로 유전자를 가지고 있다 하더라도 후천적으로 발현될 수 있는 계기가 없다면 선천적 유전자는 발현되지 않는다.'라는 희망의 메시지를 듣고서 '난치성 질환의 일환'으로 열심히 연구를 하였습니다.

기존의 탈모 이론에서는 유전적 성향을 90% 정도로 보고 있습니다. 그러나 이에 대해서 생각해 봅니다. 기존 탈모 이론에서 '해결책이 없다고 유전적 요인을 90%로 설정한다면' 우리나라 사람들 중에 탈모의 가능성을 지니지 않은 분은 한 분도 안 계시리라 봅니다. 왜냐하면 '부계, 모계로 몇 대를 거슬러 탈모가 없으셨던 분들의 가계가 과연 있을 수 있을까요?'라는 의문을 쉽게 가질 수 있기 때문입니다.

만약 유전적 영향성을 단순히 그렇게 판단한다면 모든 질환의 유전적 요인은 90%로 설정되어야 합니다. 탈모 이외의 다른 대부분의 질환들도 유전적 인자에 영향을 받기 때문입니다.

따라서 비록 '탈모의 유전적 성향이 다른 질환에 비해서 강하다.'고 여겨지더라도 절대로 유전적 성향에 좌절하실 필요가 없습니다. 왜냐하면 비록 탈모의 유전자를 가지고 있다고 하더라도 후성유전학적 측면에서 **'탈모 유전자를 활성화시킬 수 있는 후천적 요인'이 촉발되지 않으면 탈모 유전자는 발현되지 않기 때문입니다.**

오히려 '발모 유전자를 활성화시킬 수 있는 후천적 요인'을 촉발시킨다면 '탈모'가 아닌 '발모'로 풍성한 머리숱을 가질 수 있습니다.

유전자 본질의 불변과 가변

'한 번 결정된 유전자가 변할까요? 안 변할까요?'

이 부분에 대한 필자의 견해는 '변할 수 있을 것 같다.'라는 정도입니다. 다만, 조금 더 구체적인 근거가 마련되기 전까지는 가설에 지나지 않을 수밖에 없음을 인정합니다.

그러면 '유전자의 발현 여부는 후천적으로 변할까요? 안 변할까요?'

이 부분에 대한 과학적 견해는 이미 "유전자의 발현 여부는 후천적으로 결정된다."라고 밝히고 있습니다.

그렇다면 유전자 본질의 변화 여부는 차치하고, 유전자의 발현 여부를 후천적으로 조절할 수 있다면 이것이 의미하는 바는 무엇일까요?

사실, 이 내용은 엄청나게 획기적인 의미를 내포하고 있습니다. 이미 우리가 대략적으로 짐작하고 있었던 많은 사실들이 과학적으로 증명된 것이라고 보면 됩니다. 즉, "특정 질환에 노출된 상황에서도 우리는 음식과 생활습관 등의 후천적 조건들을 달리함으로써 유전적으로 결정된 질병에서조차도 일정 부분은 벗어날 수 있다."라는 놀라운 사실을 알려주는 것입니다.

결정론적 유전학과 확률론적 유전학

"유전자는 한 번 결정되면 변하지 않는 것일까?"라는 물음에 대한 현재의 답은 "그렇다."일 것입니다.

그러나 필자는 '균형한의약'을 연구하는 한의사로서 그렇게 생각하지 않습니다. '유전자는 한 번 결정된 이후에도 변할 수도 있다. 물론 불변의 유전자 또한 존재할 수 있음을 인정한다.'라는 인식을 가지고 있습니다.

물론 모든 유전자의 가변적인 변화를 의미하는 것은 아닙니다. 왜냐하면 특정 유전자는 영속적으로 변함없이 갈 것으로 생각되기 때문입니다. 하지만 대부분의 유전자는 가변적인 유전자의 역할로 존재할 것으로 판단합니다.

그래서 "유전자 검사는 일평생 한 번이면 된다."라는 주장에 동의할 수 없습니다. 물론 기존의 패러다임으로 "한 번 결정된 유전자는 변함이 없다."라는 주장에 일부 동의하지만, "모든 유전자가 변하지 않을 것이다."라는 주장에는 동의하지 않기 때문입니다.

불변적인 유전자가 있는 반면에 가변적인 유전자 또한 존재하리라고 생각합니다. 이러한 가변적인 유전자는 어떠한 원인에 의해서 가변성을 지닐 것으로 보입니다.

왜냐하면 대부분 유전자의 가변성에 자극을 가하는 촉발요인이 또 다른 유전적 원인일 수도 있습니다. 예를 들어, 음식·기거·칠정 등이 원인으로 작용할 수도 있습니다. 극단적으로 외부의 감염에 의해서도 유전자는 가변성을 지닐 수도 있을 듯합니다. 당연히 환경적인 요인에 의해서도 유전자는 변할 수 있을 것입니다.

그렇게 생명은 내부세계뿐만 아니라 외부세계와도 끊임없이 소통하면서 긍정적이든, 부정적이든 영향을 주고 받으면서 변하고 있을 것입니다. 그러한 생명 변화의 이면에는 유전자의 변화도 동반될 수밖에 없을 것입니다.

고전역학과 고전유전학 vs 양자역학과 후성유전학

고전역학은 세상의 많은 이치를 설명합니다. 그러나 원자 세계로 들어가면 고전역학의 설명은 이치에 맞지 않게 됩니다. 그래서 발견된 역학이 양자역학입니다.

고전유전학은 세상의 많은 이치를 설명합니다. 그러나 유전자 세계로 들어가면 고전유전학의 설명은 이치에 맞지 않게 됩니다. 그래서 발견된 유전학이 후성유전학입니다. 즉, 세계는 거시세계와 미시세계에 있어 적용되는 원칙이 다름을 의미합니다.

이와 같이 생명현상에 대한 올바른 이해를 위해서는 거시적 관점과 미시적 관점이 동시에 반영되어야 합니다.

'균형한의약'은 고전유전학과 후성유전학의 관점에 대한 이해를 바탕으로 인간의 몸과 마음을 연구하여 지금보다 더 건강하고 활기찬 삶을 영위할 수 있도록 도와드립니다.

기존 의약 관점의 한계

기존 의약에서 질병을 바라보는 관점은 세균, 바이러스, 진균, 리케치아, 클라미디어 등등의 외부 미생물에 대한 인식에 국한될 수밖에 없었습니다. 그러나 이러한 편중된 시각으로는 인간 질병의 대부분을 설명하지 못하였습니다. 그러다 보니 감염균이 확인되지 않은 대부분의 질환에 대해서 스트레스라는 질환명으로 진단하게 되었으며, 신경과 질환으로 여겨지기도 하였습니다.

그러나 후성유전학은 명확하게 말하고 있습니다.

"우리가 섭취하는 음식물, 호흡하는 공기, 마시는 물, 생각하는 것, 유기화합물 등등이 유전자의 발현 여부를 결정하게 된다."

이러한 명제는 질병의 원인을 '외부 미생물'에만 국한하지 않고 '다른 인자'에 대해 새롭게 인식할 수 있는 근거를 마련해 주고 있습니다.

그런데 이미 한의약에서는 질병의 원인을 '타고난 유전자의 소인, 음식·기거·칠정의 내인, 세균·진균·바이러스 등의 외인, 새집증후군 혹은 교통사고 등의 불내외인'으로 명확하게 구분해 놓았습니다.

꞉꞉꞉ '균형한의약'의 유전자 발현 억제와 촉진

'한의약이 유전자 변이를 유도할 수 있을까요?'

'한약이 유전자를 변화시킬 수 있을까요?'

결론부터 말씀드리자면 "한의약과 한약이 유전자 발현 여부를 조절할 수 있다."는 것입니다. 한의약이 부정적 유전정보를 긍정적 유전정보로 변화시킬 수 있으며, 한약이 유전자 발현 여부를 결정할 수 있을 듯합니다.

몇 해 전 '유전자 검사'를 받아 볼 기회가 있었습니다. 아니 기회를 만들었습니다. 일정 비용을 지불하고 유전자 검사를 받았습니다.

'유전자 검사를 1회 받아 보고, 한약 복용 후 2회, 3회 검사를 받음으로써 유전자 변화를 확인하는 방법으로 한약이 유전자를 변화시킬 수 있음을 증명하여 보자.'라는 생각에서 시도해 보았습니다.

결과적으로, 1회밖에 검사를 하지 못하였습니다. 이유는 검사 비용이 만만찮았고, 처음 필자의 의도와는 달리 "유전자 검사는 평생 1회로 족합니다. 절대 변할 수 없습니다."라는 유전자 검사기관 관계자분들의 설명을 들었기에 2회, 3회 검사의 필요성을 느끼지 못하였습니다.

그런데 그 이후로도 늘 아쉬움이 남아 있습니다.

'유전자는 쉼 없이 변하는데, 왜 유전자 검사는 변하지 않는다고만 하는 걸까?'

'유전자 검사가 DNA 염기 배열뿐만 아니라 유전자 메틸화에 따른 발현성 여부에 대한 검사까지 가능하다면 좋을 텐데!'

'유전자 메틸화에 대한 검사가 가능하다면 유전자 검사로 한약의 효용성을 더 알릴 수 있을 텐데!'

이런 생각을 늘 가지고 있습니다.

유전자의 DNA 염기 배열에 따른 유전자 검사라면 '부정적 염기서열을 긍정적 염기서열로 바꿀 수는 없을까?'

이에 대한 물음은 이미 '유전자 가위'가 어느 정도 해결에 대한 답을 지니고 발전하고 있는 듯합니다.

유전자의 발현에 따른 유전자 검사라면 '부정적 발현을 긍정적 발현으로 바꿀 수는 없을까?'

이에 대한 물음은 이미 '균형한의약'이 어느 정도 해결에 대한 답을 지니고 있는 듯합니다.

단지 '한의약이 새롭게 재해석되어 적극적으로 활용되지 못하고 있어 우리가 모르고 있을 뿐'인 것은 아닌가 합니다.

생명과 유전자, 그리고 균형한약

인간의 생명이 있습니다.

창조론적인 측면에서는 신이 인간을 창조하였다고 합니다.

진화론적인 측면에서는 생명체의 변화를 통한 인류의 탄생을 이해할 수도 있습니다.

진화론이든, 창조론이든 인간 생명의 본질적 측면에서 '유전자'는 아주 중요한 핵심요소입니다.

유전자의 발현 여부는 생명에 직접적으로 작용합니다. 그러한 유전자에 대한 이해는 생명과학의 발전에 따라 점차적으로 많은 부분이 밝혀지고 있습니다.

유전의 법칙이 밝혀지고, 그 유전의 법칙이 유전자에 의한 것임이 밝혀지고, 유전자의 DNA에 대한 분석이 이루어지고, DNA의 염기서열도 이해되고, 유전자 가위의 등장으로 유전자 조절도 가능하게 되었습니다.

이러한 생명현상의 핵심 요소인 '유전자'를 균형한약이 조절할 수 있음을 '후성유전학'이 알려주고 있습니다. "한 번 타고난 유전자는 변화될 수 없다."라고 알려져 있지만, 비록 그렇다 하더라도 "타고난 유전자의 발현 여부는 후천적 환경에 따라 달라진다."고

합니다.

후천적으로 음식습관, 운동습관, 마음습관 등에 따라서 타고난 유전자를 발현시킬 수도 있고, 발현시키지 않을 수도 있다고 합니다.

그러한 후성유전학적 유전자의 발현 여부를 균형한약이 조절할 수 있습니다. 즉, 타고난 유전자의 긍정적 발현 여부를 균형한약이 조절합니다.

균형한약이 유전자의 메틸화를 통해서 긍정적인 유전자의 활성화와 부정적인 유전자의 비활성화를 조절할 수 있기에 '더 많이 더 자주 복용할수록 좋은 다다익선'입니다.

물론 이러한 균형한약을 만날 수 있는 것은 '행운'입니다.

후성유전체의 메틸화와 균형한약

우리 몸을 구성하는 가장 기본 단위인 세포는 세포질과 핵으로 구성되어 있습니다. 핵에는 유전정보를 담고 있는 염색사가 있습니다. 염색사의 DNA에는 정보가 담겨 있는데, 이러한 정보의 발현 여부를 결정하는 것은 후성유전체입니다. 즉, 후성유전체의 메틸화에 따라 DNA정보의 활성화가 이루어질 것인지, 비활성화가 이루어질 것인지가 결정됩니다.

이러한 메틸화의 기본 물질을 균형한약이 조절합니다. 따라서 DNA정보의 활성화와 비활성화를 결정하는 메틸화의 조절이 균형한약으로 이루어짐으로써 우리 몸의 건강을 위한 '정보 발현 활성화냐, 정보 발현 억제화냐?'를 조절하게 됩니다.

이는 균형한약이 질병을 치료하고 항노화의 기능을 가질 수 있으며, '다다익선'인 이유입니다.

난치성 질환과 균형한약

균형한약은 난치성 질환까지도 치료합니다. 균형한약은 불균형으로 인한 질병의 발생과 진행과정을 균형 시스템으로 변화시킴으로써 질병을 근원적으로 치료합니다.

이러한 균형한약의 효과적 기전에 대한 설명을 후성유전학적 측면에서 이해하면 하나의 증거가 될 듯합니다.

균형한약은 알레르기, 면역, 퇴행성, 안티에이징 등 전반적인 인체의 변화에 대해 긍정적 기전을 유도하여 지금보다 더 건강하고 활기차게 생활할 수 있도록 도움을 드릴 수 있습니다.

균형한약은 우리 몸과 마음의 건강 요소인 '영양과 면역의 균형'을 유지할 수 있도록 도와드립니다. 우리 몸은 쉼 없이 생명활동을 하여야 하며, 생명활동 가운데 끊임없이 '불균형의 엔트로피적인 불안정 상태'로 접어들게 됩니다. 이러한 불안정 상태를 안정화 단계로 유도하는 과정이 균형한약입니다.

즉, 균형한약은 항상성을 조절할 수 있는 에너지를 부여함으로써 우리 몸과 마음이 '균형 상태'를 벗어나 '불균형 상태'에 빠지려고 하는 부분을 긍정적으로 바꿀 수 있으며, 이미 '불균형 상태'에 있는 몸과 마음의 경우에는 다시금 '균형 상태'로 방향을 잡을 수 있도록 해 주는 아주 중요한 역할을 합니다.

따라서 균형한약은 매순간 발생하는 '불안정 상태'를 '안정 상태'로 유도할 수 있기에 더 많이, 더 자주 복용하면 복용할수록 좋습니다.

이를 후성유전학적으로 설명 드리면, 우리 몸의 세포, 조직, 기관의 DNA는 메모리화되어 있는 방향으로 진행합니다. 그러나 DNA에 저장된 정보 방향으로만 진행하지 않습니다. 왜냐하면 DNA에 저장된 정보의 발현 여부는 외부에 있는 후성유전체의 메틸화에 따라 발현이 될 수도 있고, 발현되지 않을 수도 있습니다.

즉, DNA의 유전정보에 따라 반드시 나타나는 것이 아니라 후성유전체의 메틸화에 따라 메모리되어 있는 DNA의 정보가 발현될 수도 있고, 발현되지 않을 수도 있다는 사실입니다.

이에 균형한약은 부정적 유전자의 발현을 억제하고, 긍정적 유전자의 발현을 촉진함으로써 우리 몸과 마음이 '균형한약을 복용하기 전보다 더 건강하고 더 활기차게' 지낼 수 있도록 도와드립니다.

'헤라클환·헤라환'의 후성학적 유전

'헤라클환·헤라환'은 후성유전학에 근거합니다.

태어나서 성장하고 병에 이환되어 노쇠해 가는 인간의 일생은 유전적 변화를 거쳐 갑니다.

어느 시점에 만나게 되는 질병에 대해서 우리는 많은 얘기를 합니다.

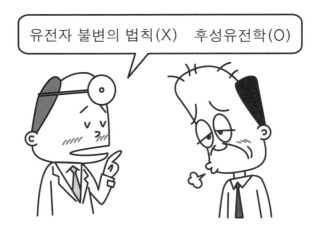

"가족력에 따른 유전적 질병입니다."

맞습니다. 거의 모든 질환이 유전적 질환과 연관이 있을지도 모릅니다. 과학이 더 발전하여 유전자 분석을 완전히 끝내고 인공지능이 더 많은 정보를 취합한다고 가정한다면, 감염성 질환과 외상 및 그 외의 몇 가지 질환을 제외한 거의 모든 질환은 최종적으로는 유전과 관련이 있을 것으로 예측됩니다. 아니, 유전자와 관련이 아예 없을 수는 없을 것입니다.

왜냐하면 우리 몸의 신체적 변화와 마음의 정신적 변화는 생체의 특정물질 변화를 동반할 수밖에 없습니다. 물질의 변화는 당연히 특정 유전자의 변화에서 기인합니다. 즉, 세포와 조직, 기관으로 구성된 우리 몸과 마음의 변화는 특정 유전자의 변화를 동반하게 됩니다.

따라서 대부분의 질병이 다 유전질환으로 결론이 내려질 수도 있음을 암묵적으로 인정할 수도 있습니다. 다만, 그러한 유전자 변이에 따른 질환이 가족력 등에 따른 되물림 형식의 유전이냐, 아니면 후천적 변화에 따른 유전이냐의 차이는 있을 겁니다.

이와 같이 우리 몸과 마음의 변화는 유전자의 변이를 동반하게 될 것이며, 그러한 유전자 변이를 '긍정적으로 유도하느냐, 부정적으로 유도하느냐?'의 문제가 대두될 것입니다.

비록 한의약이 유전적 분석에는 법적 제약으로 근접하지 못하는 현실이지만, 궁극적으로 한의약이 우리 몸과 마음의 부정적·유전적 변이를 긍정적·유전적 변이로 유도해 줄 수 있음을 확신합니다.

〽️ '헤라클환·헤라환'의 균형한약

우리 몸은 세포로 구성된 조직, 조직으로 구성된 기관 등으로 이루어져 있습니다. 기관들이 조화를 이루고, 조직들이 활성화되고, 세포들이 제 기능을 하여야 건강할 수 있습니다. 균형한약은 우리 몸의 기능을 활성화합니다. 이렇게 건강하게 삶을, 생명활동을 할 수 있도록 균형한약이 돕습니다.

우리 몸은 구조를 위한 영양이 필요하며, 이를 위해 음식을 섭취하여야 합니다.

우리 몸은 기능을 위한 면역이 필요하며, 이를 위해 균형한약을 복용하여야 합니다.

균형한약은 우리 몸과 마음의 건강 요소인 '영양과 면역의 균형'을 유지할 수 있도록 도와줍니다.

우리 몸은 쉼 없이 생명활동을 하여야 하며, 그 생명활동 가운데 끊임없이 '불균형'의 엔트로피적인 불안정 상태로 접어들게 됩니다. 이러한 불안정 상태를 안정화 단계로 유도하는 과정이 '균형한약'입니다.

즉, 항상성을 조절할 수 있는 에너지를 부여함으로써 우리의 몸과 마음이 '균형 상태'를 벗어나 '불균형 상태'에 빠지려고 하는 부분을 긍정적으로 바꿀 수 있으며, 이미 '불균형 상태'에 있는 몸과 마음의 경우에는 다시금 '균형 상태'로 방향을 잡을 수 있도록 해 주는 아주 중요한 역할을 합니다.

따라서 균형한약은 매순간 발생하는 '불안정 상태'를 '안정 상태'로 유도할 수 있기에 더 많이, 더 자주 복용하면 복용할수록 좋습니다.

이를 후성유전학적으로 설명 드리면, 우리 몸의 세포, 조직, 기관의 DNA는 메모리화되어 있는 방향으로 진행합니다. 그러나 DNA에 저장된 정보 방향으로만 진행하지 않습니다. 왜냐하면 DNA에 저장된 정보의 발현 여부는 외부에 있는 후성유전체의 메틸화에 따라 발현이 될 수도 있고, 발현되지 않을 수도 있습니다.

즉, DNA의 유전 정보에 따라 반드시 나타나는 것이 아니라 후성유전체의 메틸화에 따라 메모리되어 있는 DNA의 정보가 발현될 수도 있고, 발현되지 않을 수도 있다는 사실입니다.

이에 균형한약은 부정적 유전자의 발현을 억제하고, 긍정적 유전자의 발현을 촉진함으로써 우리 몸과 마음이 균형한약을 복용하기 전보다 더 건강하고 더 활기차게 지낼 수 있도록 도와드립니다.

기존 의약에서 탈모 치료가 거의 불가능한 이유는 '탈모는 선대로부터의 유전 때문이기에 피할 수 없는 운명이다.'라고 하는 고전유전학의 확정성을 견지하기 때문입니다.

그러나 '헤라클환·헤라환'은 '탈모는 치료될 수 있다. 비록 탈모의 유전자를 물려받았다고 하더라도 후천적으로 탈모 유전자를 발현시키지 않을 수 있으며, 오히려 발모 유전자를 발현시킬 수 있다.'라는 고전유전학의 결정성이 아닌 후성유전학의 확률성에 근거하고 있습니다.

균형한약의 '헤라클환·헤라환'이 후성유전학적인 측면에서 '양모, 육모, 발모'를 도와드립니다.

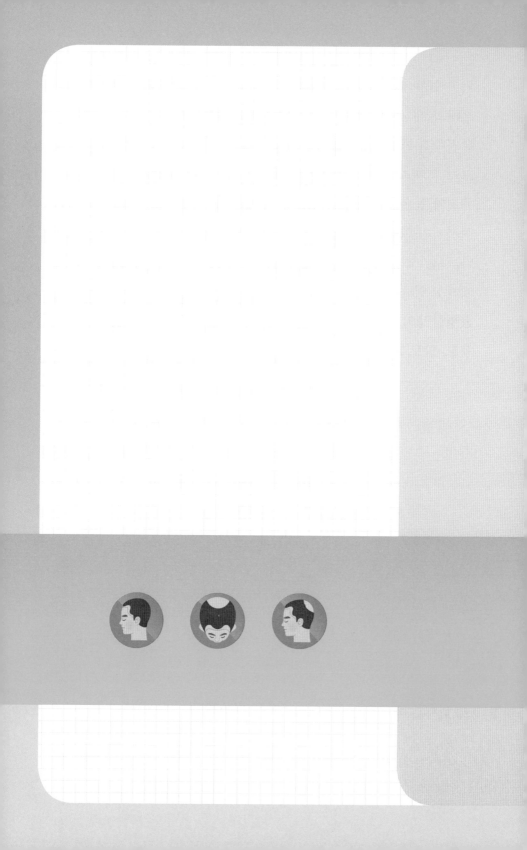

PART 2
모발의 일생

01

모발의 구조와 기능

모발은 모낭 내의 피지선, 줄기세포, 모유두세포, 모모세포, 모세혈관 등으로 구성되어 있습니다. 이러한 모발의 기능에 작용하는 요소로는 안드로겐 수용체, 테스토스테론, 5-알파 환원효소, 디하이드로테스토스테론DHT 등이 있습니다.

모발은 피부로부터 발생합니다

머리카락은 피부의 모낭에서 만들어집니다. 모낭은 정자와 난자가 수정된 후 배아기와 태아기 피부에 생성되기 시작합니다. 즉, 털을 생성하는 기관인 모낭이 제일 먼저 관찰되는 시기는 수정 후 7주째쯤이며, 상피와 진피조직에서 관찰됩니다.

수정 후 10~13주쯤 되어서 두피에 털이 보이기 시작하고, 16주쯤에는 몸에 솜털, 눈썹, 속눈썹이 관찰됩니다. 20주쯤에는 뚜렷해지고 32주쯤에는 몸의 솜털이 빠지기 시작하면서 33~37주쯤에는 팔과 어깨 부위를 제외하고는 모두 빠집니다. 이때 머리카락은 더욱 뻣뻣해집니다.

모발의 구조와 기능에 영향을 미치는 요소들을 하나하나 알아보면 다음과 같습니다.

모낭 | 몸 전체의 모낭은 태아가 태어나기 전에 모두 형성되며, 태어난 이후에는 더 이상 모낭은 형성되지 않는 것으로 알려져 있습니다. 모낭의 수는 인종은 물론 개개인별로 차이가 있지만 몸 전체에 대략 500만 개 정도, 두피에는 약 10만 개 정도가 존재한다고 추정됩니다. 화상이나 심한 염증 등으로 피부가 손상되면서 모낭까지 손상된다면 더 이상 털이 나지 않는다고 합니다.

배아기의 피부 상피를 구성하는 상피줄기세포는 아래 진피조직 세포와 신호를 주고받으면서 모낭을 형성합니다. 이때 진피조직으로부터 모유두세포가 형성되는 것으로 밝혀져 있습니다.

줄기세포 | 줄기세포는 벌지구역에서 어떻게 분화되느냐에 따라 모발의 양상이 달라집니다. 벌지구역의 줄기세포는 상피조직으로 분화되기도 하고, 피지분비선으로 분화되기도 하고, 모모세포로 분화된다고 알려져 있습니다.

털을 생성하는 유일한 기관인 모낭은 몸 전체에 약 500만 개 정도 있으며, 두피에는 대략 10만 개 정도 있는 것으로 추정됩니다.

모낭은 머리카락을 생성하는 장소이지만, 안팎의 털을 생성하는 모든 세포를 포함한 개념으로 이해하면 됩니다.

따라서 모낭은 모유두세포, 벌지구역, 피지분비선, 상피조직까지 포함된 개념입니다. 벌지구역의 줄기세포는 모유두세포 방향으로 움직여서 모모세포로 분화되고, 피지분비선 방향으로 움직여서 피지분비세포로 분화되고, 상피조직 방향으로 움직여서 상피조직으로 분화된다고 볼 수 있습니다.

모유두세포 │ 모유두세포는 모발의 성장과 굵기, 길이를 조절하는 모낭 속 세포입니다. 모유두세포는 진피세포층에서 나오며, 태어날 때부터 숫자가 결정되어 있습니다. 모유두세포는 젖꼭지 모양이라고 하여 모유두라는 명칭으로 불리기도 합니다.

모유두세포의 모임인 모유두 표면에는 수많은 모모세포가 자리하고 있어 모발 생장에 중요한 역할을 합니다. 즉 모유두에는 수많은 모세혈관과 자율신경이 많이 분포되어 있습니다. 더불어 아미노산, 미네랄, 비타민 등의 영양소와 단백질 합성 효소, 호르몬 등과 함께 산소 공급에 의해 모발에서의 생장이 활발하며, 모발 생장주기를 가진다고 알려져 있습니다.

모모세포 │ 모모세포는 모유두 표면에 존재하고 있으면서 모발을 만들어 내는 세포입니다. 모유두의 모세혈관으로부터 영양분을 흡수하면서 분열 및 증식하여 모발을 형성합니다. 모모세포는 세포 가운데서도 세포 분열이 가장 왕성하다고 알려져 있습니다. 따라서 모모세포가 끊임없이 분열 및 증식을 되풀이함으로써 모발이 굵어지고 길어지는 역할을 합니다.

⚡ 모낭은 신경이 제일 발달한 곳 중 하나입니다

모낭은 우리 몸에서 신경이 제일 발달한 곳 중 한 곳입니다. 모낭 주위에는 교감신경과 부교감신경이 발달되어 있으며, 여러 가지 원인들에 의해서 자율신경은 반응을 일으키게 됩니다. 따라서 감정에 의한 스트레스도 모낭에 영향을 미치게 되는데 분노, 화냄, 공포 등의 부정적 감정은 모낭에 직접적으로 긍정적이지 않은 영향을 미치게 됩니다.

이렇듯 스트레스는 '자율신경이 많이 분포된 모낭'에 직접적인 영향을 미치게 됩니다. 즉, 모낭은 신경이 가장 발달된 곳 중 한 곳이어서 감정에 따른 스트레스 반응이 예민하며, 그에 따라 모발은 감정의 변화에도 영향을 받게 됩니다.

머리카락은 큐티클층, 코르텍스층, 메둘라층으로 구성되며, 모낭 내에서는 결합조직층, 바깥쪽뿌리층, 안쪽뿌리층에 둘러싸여 있습니다.

큐티클층은 머리카락의 껍데기층으로 자외선과 온도, 습도 등의 바깥 환경으로부터 머리카락을 보호해 주는 역할을 합니다.

코르텍스층은 머리카락의 대부분을 차지하며, 머리카락의 강도와 유연성 등을 결정합니다. 코르텍스층은 코르텍스세포로 이루어져 있으며, 매크로피브릴, 마이크로피브릴, 프로토필라멘트로 구성된 밧줄 형태를 지니고 있습니다.

메둘라층은 머리카락의 중심층이지만 기능에 대해서는 아직 알려진 바가 없습니다.

결합조직층은 모낭의 최외각층으로 모유두세포가 비활성화된 상태로 머무는 곳입니다.

바깥쪽 뿌리층은 모낭의 벌지구역에서 줄기세포가 이동하는 통로입니다.

안쪽 뿌리층은 모낭의 머리카락과 직접적으로 접촉하는 층으로 머리카락이 형성될 때 머리카락을 지지해 주는 역할을 합니다.

단백질 합성 과정이 원활하게 이루어지면 머리카락도 건강합니다

DNA, RNA, 리보솜의 연결과정이 원활하여야 건강한 머리카락이

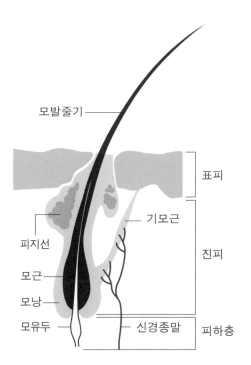

모발줄기

표피

피지선

기모근

진피

모근

모낭

모유두　　　신경종말　　피하층

될 수 있습니다. 즉, 머리카락은 단백질의 합성이 자연스럽게 이루어져야 건강합니다.

벌지구역의 줄기세포가 모유두로 이동하여 모유두의 정보에 의해서 모모세포로 분화하여야 합니다. 그리고 분화된 모모세포는 증식의 과정을 거쳐 머리카락의 발생, 성장의 과정으로 진행하게 됩니다.

이 과정에서 머리카락의 구성성분인 단백질들은 세포 내에서 합성이 잘 이루어져야 합니다. 이를 위해서는 유전자 DNA의 정보를 RNA로 정확하게 전사하여야 하며, RNA의 유전정보에 따라 리보솜이 단백질을 합성하면서 머리카락을 발생, 성장시키게 됩니다.

이러한 일련의 과정들을 거치면서 머리카락의 '양모, 육모, 발모'가 진행됩니다.

02

모발의 생장주기

─────── 세상의 생명력을 지니고 있는 모든 것은 생·장·화·수·장의 흐름을 따르게 됩니다. 물론 생(生)과 장(長), 화(化), 수(收), 장(藏)의 시간적인 편차는 사물의 생명력에 따라 달라집니다.

머리카락의 경우에는 주로 생장(生長)에 해당하는 성장기가 남성의 경우 대략적으로 3~5년 정도, 여성의 경우에는 대략적으로 4~6년, 화(化)에 해당하는 퇴행기가 대략적으로 3~6주 정도, 수장(收藏)에 해당하는 휴지기가 대략적으로 3개월 정도 걸리는 것으로 알려져 있습니다.

이러한 생·장·화·수·장의 모발 생장은 인생에서 대략적으로 20번 정도의 주기적인 흐름을 보인다고 합니다. 그래서 나이가 들어감에 따라 머리카락의 수가 줄어들게 되는 것은 어쩌면 당연한 일이기도 합니다.

모발의 생장에 관한 이해를 간편하게 하기 위해 '성장기, 퇴행기,

휴지기'로 구분하였지만 인체의 작용이 그러하듯 성장기에서 퇴행기로의 이행, 퇴행기에서 휴지기로의 이행, 휴지기에서 성장기로의 이행 등 모발의 생장주기는 디지털적인 단절의 과정이 아닌 아날로그적인 연속의 과정입니다. 즉, 탈락한 두피에는 동일한 과정의 모발과 모낭만 있는 것이 아니라 눈에 보이지 않지만 개별적 상태의 모발이나 모낭이 있다는 의미입니다.

모발의 생장주기 3단계를 이해하여야 합니다

모발의 생장주기는 크게 3단계인 성장기ANAGEN, 퇴행기CATAGEN, 휴지기TELOGEN로 나눌 수 있습니다.

1 단계 성장기ANAGEN

성장기는 모낭의 활동이 가장 활발한 기간입니다. 남녀의 성별적 차이가 있지만 대략적으로 3~6년으로 가장 길며, 모발의 생장주기 중 80~90%에 해당합니다. 남성의 경우에는 남성호르몬의 작용으로 성장기가 3~5년에 해당합니다. 여성의 경우에는 여성호르몬의 작용으로 성장기가 4~6년으로 남성에 비해서 상대적으로 조금 더 긴 기간에 해당합니다.

따라서 두피의 모발 중 80~90%에 해당하는 머리카락이 성장기에 있다고 판단해도 됩니다. 즉, 모발의 80~90%는 3~6년 동안 지속적으로 성장기를 보낸다고 이해하면 됩니다.

성장기는 모유두세포 주위의 모모세포가 분열과 증식을 하는 기간으로 활동기라고도 불립니다. 즉, 모낭에서 모모세포가 분열함으로써 머리카락이 새롭게 나고, 모모세포가 증식함으로써 머리카락이 지속적으로 자라는 기간입니다.

성장기는 세포의 단백질이 변화하여 단단한 모발로 자랍니다. 성장기가 끝날 때쯤에 모발의 모근은 피하조직까지 뿌리가 닿고 모발의 굵기도 굵어집니다.

2단계 **퇴행기** CATAGEN

퇴행기는 모낭의 활동이 쇠퇴해가는 기간입니다. 남녀의 성별적 차이가 있지만 대략적으로 3~6주로 가장 짧으며, 모발의 생장주기 중 1% 내외에 해당합니다. 남성의 경우에는 남성호르몬의 작용으로 퇴행기는 3~5주에 해당합니다. 여성의 경우에는 여성호르몬의 작용으로 퇴행기가 4~6주로 남성에 비해서 상대적으로 조금 더 긴 기간에 해당합니다.

따라서 두피의 모발 중 1% 내외에 해당하는 머리카락이 퇴행기에 있다고 판단해도 됩니다. 즉, 모발의 1%는 3~6주 동안 성장을 마무리하는 퇴행기를 보낸다고 이해하면 됩니다.

퇴행기는 모모세포가 모유두세포로부터 떨어져 나가 더 이상의 영양분을 공급받지 못하면서 기존의 영양분으로 모모세포의 증식을 지속하는 기간입니다.

퇴행기는 모유두세포로부터 멀어진 모모세포가 세포분열을 갈무리하는 기간으로 모발의 성장이 거의 정지되는 상태입니다.

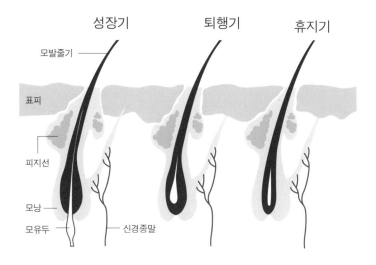

성장기   퇴행기   휴지기

모발줄기

표피

피지선

모낭

모유두 ── ┬ ── 신경종말

3단계 휴지기TELOGEN

휴지기는 모낭의 활동이 거의 정지된 기간입니다. 남녀의 성별적 차이가 있지만 대략적으로 3~4개월로 모발의 생장주기 중 10~20%에 해당합니다. 남성의 경우에는 남성호르몬의 작용으로 휴지기는 3개월 내외에 해당합니다. 여성의 경우에는 여성호르몬의 작용으로 휴지기가 4개월 내외로 남성에 비해서 상대적으로 조금 더 긴 기간에 해당합니다. 따라서 두피의 모발 중 10~20%에 해당하는 머리카락이 휴지기에 있다고 판단해도 됩니다. 즉, 모발의 10~20%는 3~4개월 동안 성장이 정지된 휴지기를 보낸다고 이해하면 됩니다.

휴지기는 모유두세포에서 분리된 모모세포의 증식이 완전히 멈추는 기간입니다. 이때는 모낭이 위축되면서 모낭에 남아있던 모발이 매일 50~100여 개가 빠지게 됩니다.

휴지기는 모낭에 남아 있던 모발이 빠지기만을 기다리면서 두피에 붙어있기만 한 시기입니다. 하지만 모낭의 뿌리 부위에서는 새로운 모유두세포와 모모세포의 분화가 이루어지고 있습니다.

⚞ 모발의 생장주기 중 '성장기'의 본질적 의미를 이해해야 합니다

모발의 생장주기 중 '성장기'를 어떻게 규정하여야 할까요? 기존에 알려진 사실은 다음과 같습니다.

모발은 모유두가 없으면 자라지 않으며, 모유두의 수는 태어날 때 이미 결정된다고 알려져 있습니다. 모유두가 점차적으로 없어지고 그 수가 감소하면 할수록 그에 따라 모발수도 감소합니다. 따라서 모발을 덜 빠지게, 잘 자라게, 더 나오게 하기 위해서는 모유두가 중요한 요소 중의 하나입니다.

그런데 모유두는 계속적으로 활동을 지속하지 않으며, 일정 시간을 주기로 활동과 비활동을 반복하게 됩니다. 즉, 모발의 주기는 성장기, 퇴행기, 휴지기로 구분됩니다.

▶모발을 성장시키는 시기인 성장기 ▶성장을 종료하고 모구부가 축소하는 시기인 퇴행기 ▶모유두가 활동을 멈추고 모발이 단지 두피에 머무르게 되는 시기인 휴지기로 나눌 수 있습니다.

물론 여기에 덧붙여 모유두가 활동을 시작하거나 새로운 모발을 발생시켜 오래된 모발을 탈락시키는 시기인 활동기를 추가할 수도 있습니다.

모발의 성장기는 성별로 차이가 있습니다. 남성의 경우에는 3~5년, 여성의 경우에는 4~6년 정도입니다.

모발의 퇴행기는 가장 짧은 시기로 대략 3~6주 정도입니다.

모발의 휴지기는 대략적으로 4~5개월간 진행되며, 두피에 매달려 있는 모발이 자연스럽게 탈락하면서 마무리를 하게 됩니다.

모발이 완전히 탈락하는 휴지기가 끝나고 나면 새로운 모발이 생성되는 활동기가 다시금 시작됩니다.

이렇게 모발의 생장주기는 '모유두의 활동력' 여부가 결정하는 것으로 이해되고 있습니다.

그런데 '헤라클·헤라 혁명'에서는 모유두세포의 활동력 외에도 모모세포의 활동력을 동시에 고려하여 생장주기를 구분합니다.

'헤라클·헤라 혁명'에서는 '모발 생장주기의 성장기는 모유두세포가 활성화되면서 모모세포의 증식이 이루어지는 시기'로 규정하고 있습니다. 즉, '헤라클·헤라 혁명'에서 모발 생장의 핵심 요소는,

첫째, 모유두의 활동력

둘째, 모모세포의 증식력

이 두 가지로 구분할 수 있습니다.

모발의 생장주기 중 '퇴행기'의 본질적 의미를 이해해야 합니다

기존 탈모 이론에서 퇴행기는 '주로 성장기가 끝나고 노화되는 과정'이라고 정의됩니다. 그런데 이러한 정의는 너무도 모호합니다. 모발의 생장주기 중 성장기, 퇴행기, 휴지기에 대해 명확하게 정

의되지 않고, 막연한 개념으로 규정된다면 구체적이고 실천적인 사항이 따를 수가 없습니다. 따라서 '헤라클·헤라 혁명'에서는 명확한 정의를 내리려고 합니다.

'헤라클·헤라 혁명'에서 '퇴행기는 모발 생장 주기상의 모유두세포가 비활성화되면서 모모세포의 증식만 이루어지는 시기'로 규정하고 있습니다. 즉, 모발의 퇴행기는 모유두와는 접속이 이루어지지 않아 영양공급을 받지 못한 상태에서 모모세포의 분열만 이루어지는 3~6주의 시기입니다.

'헤라클·헤라 혁명'은 모모세포의 증식을 도와 육모시스템을 작동시킬 수 있도록 도와드립니다.

모발의 생장 주기 중 '휴지기'의 본질적 의미를 이해해야 합니다

모발의 생장 주기는 성장기, 퇴행기, 휴지기로 나뉘며, 모발의 탈락은 주로 휴지기에 일어나기에 휴지기에 대한 이해가 선행되어야 합니다.

기존 탈모 이론에서 모발의 휴지기는 '모근의 후속부대가 나오지 않기 때문에 서서히 모유두에서 이탈되고 모근선단은 각화한 곤봉모양으로 되는 것'이나 '모유두는 흔적을 남기고 모낭은 서서히 위축되며 모근은 차츰 밀려 올라가 결국에는 탈락되는 것'으로 정의되기도 합니다.

그러나 모발이 모유두에서 이탈되어 영양분 공급이 이루어지지 않는 상태에서 모모세포의 증식도 더 이상 이루어지지 않는 시기인 3~4개월 정도를 지칭하기에 '헤라클·헤라 혁명'에서는 '모발 생장 주기의 휴지기는 모유두세포가 비활성화되고, 모모세포의 증식도 이루어지지 않는 시기'로 규정합니다.

이러한 휴지기 시기의 모발 탈락을 최대한 지연시키기 위해서는 '양모'의 효과가 있어야 합니다. '헤라클·헤라 혁명'의 '양모 효과'가 휴지기 탈모를 지연시켜 탈락되는 머리카락을 줄여줍니다.

즉, '다다익선'의 '헤라클·헤라 혁명'이 '양모 효과'로 휴지기 탈모를 최대한 억제시킴으로써 모발이 탈락하는 현상을 급격하게 줄이게 됩니다.

평균 10만 개 모발의 생장주기에 따라 '탈모와 발모'가 결정됨을 이해해야 합니다

모발의 생장주기인 '성장기, 퇴행기, 휴지기의 기간이 길어지느냐, 짧아지느냐?'에 따라 '발모와 탈모'가 결정됩니다. 평균 10만 개의 머리카락 중 빠지는 숫자와 나오는 숫자의 차이가 탈모와 발모를 결정합니다.

즉, '나오는 머리카락의 수 - 빠지는 머리카락의 수 = 잉여 혹은 부족의 머리카락 수'라는 공식을 도출할 수 있습니다.

하루에 나오는 머리카락의 수보다 더 빠진다면 탈모가 진행될 것입니다. 즉, 하루에 빠지는 머리카락 수보다 덜 나온다면 탈모가 진행되는 것입니다.

그렇다면 왜 나오는 머리카락 수보다 빠지는 머리카락 수가 많아질까요?

머리카락은 평생 20회 정도의 분열이 가능하다고 합니다. 즉, 성장기, 퇴행기, 휴지기의 생장주기를 20회 정도 반복하게 되며, 그 이후에는 영원히 소멸하는 수순을 밟게 됩니다.

여기서 모발의 생장주기인 '성장기, 퇴행기, 휴지기의 기간이 길어지느냐, 짧아지느냐?'가 탈모와 발모의 관건이 됨을 알 수 있습니다. 즉, '성장기, 퇴행기, 휴지기가 길어질 수 있다면 발모가 될 것'이며, '성장기, 퇴행기, 휴지기가 짧아질 수 있다면 탈모가 될 것'입니다.

'헤라클·헤라 혁명'은 '양모, 육모, 발모' 효과로 성장기, 퇴행기, 휴지기의 기간을 길게 도와드립니다.

성장기, 퇴행기, 휴지기와 '발모, 육모, 양모'의 관계를 이해해야 합니다

모발의 성장기, 퇴행기, 휴지기는 '발모, 육모, 양모'의 비중과 연관이 있습니다. 모발의 생장주기인 성장기, 퇴행기, 휴지기와 모발의 '발모, 육모, 양모'와의 관계를 알아보도록 하겠습니다.

'**발모**라 함은 모발을 생기게 한다.'라는 의미이며,

'**육모**라 함은 모발을 자라게 한다.'라는 의미이며,

'**양모**라 함은 모발을 기르게 한다.'라는 의미입니다.

상당히 애매한 표현일 수밖에 없기에, '육모는 모발의 길이 성장으로, 양모는 모발의 부피 성장'으로 이해하기도 하지만 조금 논

의가 필요할 듯합니다. 그래서 '발모, 육모, 양모'를 조금 더 구체적으로 살펴보도록 하겠습니다.

모발을 생기게 하고 자라게 하고 기르게 하는 과정과 연관하여 살펴보면, 벌지구역의 줄기세포가 모유두 부위로 이동하여야 하며, 모모세포로 분화되어야 합니다. 모모세포로 분화된 줄기세포는 증식화를 통해서 길이 성장과 부피 성장이 이루어져야 합니다. 이러한 과정들이 '성장기, 퇴행기, 휴지기'라는 이름을 달고 기간이 설정됩니다.

성장기는 줄기세포가 모유두로 이동하여 모모세포로 분화하고, 분화된 모모세포가 증식하는 과정의 시기입니다. 즉, '발모와 육모, 양모'가 동시에 이루어지는 시기입니다.

퇴행기는 더 이상 모모세포로 분화하지 않고, 분화된 모모세포만 증식하는 과정의 시기입니다. 즉, '발모'는 더 이상 없고, '육모와 양모'가 이루어지는 시기입니다.

휴지기는 더 이상 모모세포로 분화하지 않고, 분화된 모모세포도 더 이상 증식하지 않는 과정의 시기입니다. 즉, '발모'는 더 이상 없고, '육모'도 더 이상 없고, '양모'만 이루어지는 시기입니다.

따라서,

성장기는 '발모, 육모, 양모'가 이루어지는 시기

퇴행기는 '육모, 양모'가 이루어지는 시기

휴지기는 '양모'가 이루어지는 시기

라고 할 수 있습니다.

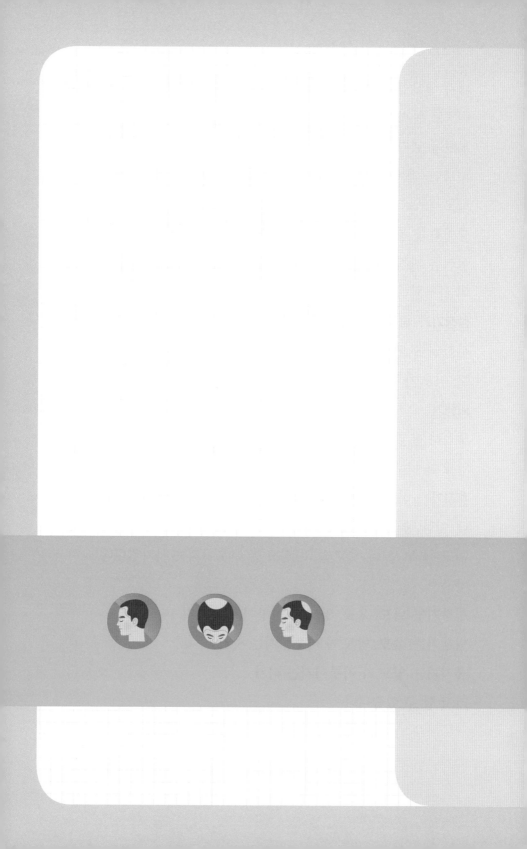

PART 3
탈모의 패러다임

탈모의 정의

탈모는 '정상적으로 모발이 존재해야 할 부위에 모발이 없는 상태'를 지칭하니, 엄밀하게 조금 다른 의미로 표현하자면 '모발이 존재해야 할 부위에 모발이 없는 비정상적인 상태'라고 규정할 수 있습니다. 즉, 탈모는 '비정상적인 상태'입니다.

기존 탈모 이론에서는 미용상의 문제에 집중할 수도 있지만, '헤라클환·헤라환'에서는 '탈모를 몸과 마음의 불균형으로 인한 비정상적인 질병 상태'로 규정하고 '비정상적인 질병 상태'를 근원적으로 치료함으로써 '탈모의 절망'에서 벗어나 '발모의 희망'을 가질 수 있다고 봅니다.

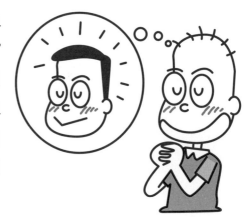

᪐ 탈모의 의미

굵고 검은 모발인 성모는 가늘고 얇은 모발인 연모와 달리 탈락하는 경우에는 외형상 뚜렷한 차이가 나기에 외모상의 변화에 대한 스트레스를 불러일으키게 됩니다. 원래 우리나라 사람의 경우에는 서양인에 비해서 모발의 밀도가 낮아 상대적으로 숱이 적어 보입니다. 우리나라 사람의 두피 모발의 개수는 대략적으로 10만 개 내외입니다. 하루에 평균 50~100개 내외의 모발이 탈락하는 현상은 자연스러운 현상입니다. 다만, 산술적으로 100개 이상의 모발이 탈락하는 경우에는 새로운 발모보다 더 많은 수가 줄어들기에 서서히 탈모로 진행됩니다.

᪐ 모낭 손상 여부에 따른 탈모

탈모에는 영구탈모와 일시탈모로 구분할 수 있습니다. 영구탈모와 일시탈모의 구분은 모낭의 손상 여부로 결정됩니다. 모낭이 손상되는 경우에는 더 이상 모발이 새롭게 날 수 없으며, 모낭이 손상되지 않은 경우에는 모발이 새롭게 날 수 있지만, 원인별로 대부분은 모낭의 손상이 없음에도 불구하고 영구탈모 형태로 진행되는 것이 일반적입니다.

왜냐하면 현재까지 '기존 탈모 치료'로 발모는 거의 이루어지지 않았기 때문입니다. 다만, 일시적인 탈모 형태인 산후탈모나 원형탈모의 일부는 몸과 마음의 변화에 따라서 회복되기도 하는 탈모로 생각해도 됩니다.

즉, 탈모를 임상적으로 구분하자면 흉터가 형성되는 탈모와 흉터가 형성되지 않는 탈모로 나눌 수 있습니다. 흉터가 형성되는 탈모에는 면역질환에 의한 탈모, 독성에 의한 모낭염성 탈모, 화상이나 외상에 의한 탈모 등이 있습니다.

따라서 이 외의 대부분 탈모는 흉터가 형성되지 않는 탈모입니다. 즉, 남성형 탈모, 여성형 탈모, 원형 탈모, 산후 탈모, 갱년기 탈모, 갑상선 탈모, 다낭성 탈모, 지루성 탈모, 영양결핍성 탈모, 항암 탈모, 빈혈 탈모 등 대부분의 남성형 탈모와 여성형 탈모, 원형 탈모, 질환별 탈모는 흉터가 형성되지 않는 탈모에 속합니다.

02

탈모의 증상

─────── 기존의 탈모 이론에서는 탈모 증상에 대해 다음과 같이 기술하고 있습니다.

남성형 탈모는 탈모의 가족력이 있는 사람에게서 20대나 30대부터 모발이 점차적으로 가늘어지면서 탈모가 진행됩니다. 이마와 머리카락의 경계선이 뒤로 밀리면서 양측 측두부로 M자 모양으로 이마가 넓어지며 머리 정수리 부위에도 탈모가 서서히 진행합니다.

여성형 탈모는 남성형 탈모와는 달리 이마 위의 모발 경계선이 유지되면서 머리 중심부의 가르마 머리카락이 가늘어지고 머리숱이 적어지는 특징을 가집니다. 탈모의 정도가 약하여 남성형 탈모에서처럼 이마가 뒤로 밀리면서 완전한 전두탈모가 되는 경우는 드뭅니다.

원형 탈모증은 다양한 크기의 원형 또는 타원형의 탈모반이 발생

하는 점이 특징입니다. 주로 머리에 발생하지만 드물게는 수염이
나 눈썹, 속눈썹까지 빠지는 원형 탈모가 생기기도 합니다. 물론
증상 부위가 확대되면서 큰 탈모반이 형성되기도 합니다. 머리카
락 전체가 빠지면 전두 탈모증, 전신의 털이 빠지면 전신 탈모증
이라 하여 구분합니다.

휴지기 탈모증은 어떠한 원인에 의한 자극이 발생한 지 2~4개월
후부터 탈모가 시작되어 전체적으로 머리카락이 가늘어지고 머
리숱이 감소하게 됩니다. 물론 원인이 되는 자극이 제거되면 수
개월에 걸쳐 휴지기 모발이 정상적으로 회복됩니다.

그런데 '헤라클·헤라 혁명'의 이론과 실천적 측면에서 앞서 기술
된 내용들을 하나씩 살펴보면 아쉬운 부분이 있어 조금 더 부연
설명을 드리려고 합니다.

'헤라클·헤라 혁명'의 이론에 따르면, 앞서 기술된 '남성형 탈모 증
상'은 앞이마 머리카락부터 탈락되기 시작하는 남성 M자형 탈모
의 증상 기술에 지나지 않습니다. 즉, 정수리 부위에서 시작하는
남성 O자형 탈모에 대한 기술은 빠져 있는 상태입니다.

'헤라클·헤라 혁명'의 이론에 따르면, 앞서 기술된 '여성형 탈모 증
상'은 가르마 부위의 머리카락부터 탈락되기 시작하는 여성 갱년
기 탈모의 증상 기술에 지나지 않습니다. 즉, 앞이마 부위의 머리
카락도 일부 탈락될 수 있는 여성 산후 탈모에 대한 기술은 빠져
있는 상태입니다.

'헤라클 헤라 혁명'의 이론에 따르면, 앞서 기술된 '원형 탈모 증상'
은 동일합니다.

'헤라클·헤라 혁명'의 이론에 따르면, 앞서 기술된 '휴지기 탈모 증상'은 탈모 전반에 대한 기술에 지나지 않습니다. 따라서 탈모는 당연히 모발의 생장 주기 중 '휴지기'에서 발생하기에 탈모의 구분을 위한 범주론적 논의에서 굳이 '휴지기 탈모'라고 따로 규정할 필요가 없다고 봅니다.

탈모의 호르몬

기존의 탈모 치료가 바라보는 '탈모 원인'은 크게 3가지 정도로 정리될 수 있을 듯합니다.

첫째, 탈모는 유전적 성향이 강하기에 절대 불가항력적인 측면이 있다.

둘째, 탈모는 남성호르몬인 안드로겐 중 디하이드로테스토스테론 DHT과 상관성이 높다.

셋째, 탈모는 여성보다는 남성에게 더 많이 발생하므로 여성호르몬의 일부가 탈모를 방해하는 작용을 하는 것 같다.

따라서 기존의 탈모 치료를 이해하기 위해서는 남성호르몬에 대해 간략하게 살펴봐야 합니다.

〽️ '기존 탈모 치료'가 바라보는 '탈모와 안드로겐의 상관성'

남성호르몬에도 종류가 다양하니 과연 어떤 남성호르몬과 탈모가 연관이 있을까요?

남성호르몬은 고환의 간세포에서 분비되는 스테로이드호르몬으로, 정낭성이나 부고환, 전립선, 음경 등의 발육을 촉진시키고 변성 등의 2차 성징을 나타내는 역할을 합니다. 고환에서 분비되는 테스토스테론, 디하이드로테스토스테론DHT, 안드로스테론, 디하이드로에피안드로스테론 등이 있습니다.

'기존 탈모 치료'에서는 다음과 같은 결론에 도달해 있습니다.

'테스토스테론과 탈모는 연관성이 없다. 다만, 디하이드로테스토스테론DHT이라는 호르몬은 탈모와 직접적인 연관성이 있다. 실제로 5-알파환원효소를 억제하는 약물을 복용하면 탈모가 줄어들기 때문이다.'

〽️ '기존 탈모 치료'가 바라보는 '탈모와 디하이드로테스토스테론DHT의 상관성'

디하이드로테스토스테론DHT은 탈모와 어떻게 관련되어 있을까요?

일명 'DHT'로 불리는 디하이드로테스토스테론은 모든 남성, 여성에서 생성되는 호르몬입니다. 기존의 탈모 치료에서 바라보는 테스트스테론과 디하이드로테스토스테론DHT에 대한 견해는 다음과 같습니다.

'테스토스테론은 남성화와 정자 형성의 정상적인 남성 기능에 필수적이지만, 디하이드로테스토스테론DHT은 태아기 때의 생식선 생성을 제외하곤 필수적이지 않다.'

실제로, 디하이드로테스토스테론DHT은 직접적으로 남성형 탈모증을 일으키는 호르몬으로 알려져 있습니다.

그런데 디하이드로테스토스테론DHT은 탈모를 유발하는 기능 외에도 전립선의 성장, 여드름 등을 촉진시킵니다. 그 외에 머리카락의 탈모를 유발하는 반면에 수염, 코털, 외측 귀털, 몸통털, 팔다리털 등의 성모 성장에도 관여합니다.

따라서 디하이드로테스토스테론DHT의 탈모 유발 기능 이외에 우리 몸의 생리와 병리에 어떠한 작용을 하는지에 대한 연구는 더 진행되어야 할 듯합니다.

먼저 디하이드로테스토스테론DHT에 대해서 조금 더 자세하게 알아보도록 하겠습니다.

디하이드로테스토스테론DHT은 남성의 성소인 고환이나 전립선에서 테스토스테론이 분비되면 간에서 대사되는 과정을 거쳐 형성됩니다. 이때 탈모가 유전적으로 예정된 사람에게만 디하이드로테스토스테론DHT과 모낭세포의 특정부분의 결합이 탈모를 일으키는 것으로 알려져 있습니다. 즉, 탈모 유전자를 가진 사람에게는 모발의 생장주기에서 생장기를 짧게 만들고, 휴지기가 길어지게 함으로써 모낭의 생장주기가 거듭될수록 모발의 크기가 점점 작아지는 현상이 생기게 된다는 것입니다.

그러나 이러한 '기존 탈모 치료'의 관점은 모순을 가지게 됩니다. 왜냐하면 실제로 남성형 탈모 환자의 혈청 호르몬 검사를 해 보면 디하이드로테스토스테론DHT의 농도가 일반인과 별 차이가 없거나 오히려 떨어지는 경우도 있기 때문입니다. 즉, '디하이드로테스토스테론DHT의 농도가 높다고 해서 탈모가 반드시 일어나는 것은 아니다.'라는 의미가 되기에 기존 탈모 치료에서 디하이드로테스토스테론DHT이 직접적인 탈모의 원인이라는 관점은 무색해집니다.

이에 대해서 '기존 탈모 치료'는 다음과 같이 기존 관점을 수정된 관점으로 전환합니다.

'테스토스테론이 전환된 디하이드로테스토스테론DHT의 탈모에 대한 관여도는 디하이드로테스토스테론DHT의 혈액 내 농도뿐만 아니라 탈모 유전자에 따른 수용체의 민감도에 따라 개인적인 편차를 보인다.'

즉, '디하이드로테스토스테론DHT의 혈중 농도가 중요한 것이 아니라 유전적으로 디하이드로테스토스테론DHT 호르몬에 대한 수용체의 민감도가 개인마다 다르기에 민감도가 높은 사람은 탈모로 진행되고, 민감도가 낮은 사람은 탈모로 진행되지 않는다.'라는 관점으로 수정하게 됩니다.

실제로 디하이드로테스토스테론DHT은 테스토스테론보다 2배에서 3배 이상 안드로겐 수용체 친화력이 높다고 알려져 있으며, 상대적으로 약한 안드로겐인 부신성 안드로겐보다는 15~30배 이상의 강력한 안드로겐 수용체 친화력을 가진다고 합니다.

'헤라클·헤라 혁명'이 바라보는 탈모의 호르몬

'기존 탈모 치료'에서는 '탈모와 남성호르몬, 특히 디하이드로테스토스테론DHT과의 상관성'에 주목합니다. 물론 '헤라클·헤라 혁명'이 바라보는 관점의 일부에서는 '탈모와 디하이드로테스토스테론DHT의 상관성'을 인정합니다. 다만, 탈모의 다양한 유형에 대한 획일적 관계에 대한 디하이드로테스토스테론DHT의 상관성에 대해서는 회의적입니다.

'헤라클·헤라 혁명'에서는 '유형별 탈모와 상관성이 높은 남성호르몬과 여성호르몬'에 대한 연구를 진행하였습니다.

'탈모의 유형'과 '호르몬의 영향'에 대한 상관적 관계는 아주 긴밀함을 보여줍니다.

탈모와 관련된 호르몬의 종류는 다음과 같습니다.

• 테스토스테론
• 디하이드로테스토스테론DHT
• 안드로스테론
• 디하이드로에피안드로스테론
• 에스트로겐
• 프로게스테론
• 황체형성호르몬LH
• 난포자극호르몬FSH

다양한 남성호르몬과 여성호르몬의 불균형적 작용에 따라 모낭의 줄기세포, 모유두세포, 모모세포 등이 부정적으로 반응을 일으킴을 가설적으로 확인할 수 있습니다. 즉, '호르몬의 변화'에 따라 남성과 여성의 머리카락은 다양한 양상을 보이게 됩니다. 따라서 '탈모와 호르몬의 상관성'에 대한 이해가 필요합니다.

'헤라클·헤라 혁명'이 바라보는 '안드로스테론과 남성 M자형 탈모의 상관성'

'헤라클·헤라 혁명'에서는 '안드로스테론과 황체형성호르몬의 불균형이 남성 M자형 탈모와 연관이 있다.'고 보고 있습니다.
테스토스테론, 디하이드로테스토스테론DHT, 안드로스테론, 디하이드로에피안드로스테론, 에스트로겐, 프로게스테론, 난포자극호르몬, 황체형성호르몬 등은 '헤라클·헤라 혁명'이 '탈모와 호르몬과의 연관성'에 주목하고 있는 호르몬들입니다.
모낭의 줄기세포, 모유두세포, 모모세포 등은 호르몬의 변화에 따라 다양한 양상을 보이게 됩니다. 특히 남성 M자형 탈모는 안드로스테론과 황체호르몬의 길항작용과 연관이 있습니다. 즉, 안드로스테론과 황체형성호르몬의 불균형이 남성 M자형 탈모와 직접적인 연관성이 있을 것으로 판단됩니다.
따라서 남성 M자형 탈모를 치료하기 위해서는 '모낭의 줄기세포, 모유두세포, 모모세포, 안드로스테론, 황체형성호르몬의 관계성'에 대해서 이해하고 실제적인 불균형을 조절할 수 있어야 합니다.

'헤라클·헤라 혁명'이 바라보는 '디하이드로테스토스테론DHT과 프로게스테론의 불균형과 남성 O자형 탈모의 상관성'

'헤라클·헤라 혁명'에서는 '디하이드로테스토스테론DHT과 프로게스테론의 불균형이 남성 O자형 탈모와 연관이 있다.'고 보고 있습니다.

테스토스테론, 디하이드로테스토스테론DHT, 안드로스테론, 디하이드로에피안드로스테론, 에스트로겐, 프로게스테론, 난포자극호르몬, 황체형성호르몬 등은 '헤라클·헤라 혁명'이 '탈모와 호르몬과의 연관성'에 주목하고 있는 호르몬들입니다.

모낭의 줄기세포, 모유두세포, 모모세포 등은 호르몬의 변화에 따라 다양한 양상을 보이게 됩니다. 특히 남성 O자형 탈모는 '디하이드로테스토스테론DHT과 프로게스테론'의 길항작용과 연관이 있습니다. 즉, 디하이드로테스토스테론DHT과 프로게스테론의 불균형이 남성 O자형 탈모와 직접적인 연관성이 있을 것으로 판단됩니다.

따라서 남성 O자형 탈모를 치료하기 위해서는 '모낭의 줄기세포, 모유두세포, 모모세포, 디하이드로테스토스테론, 프로게스테론의 관계성'에 대해서 이해하고 실제적인 불균형을 조절할 수 있어야 합니다.

〈 '헤라클·헤라 혁명'이 바라보는
'에스트로겐과 여성형 탈모의 상관성'

'헤라클·헤라 혁명'에서는 '에스트로겐과 테스토스테론의 불균형이 여성형 탈모와 연관이 있다.'고 보고 있습니다.

테스토스테론, 디하이드로테스토스테론DHT, 안드로스테론, 디하이드로에피안드로스테론, 에스트로겐, 프로게스테론, 난포자극호르몬, 황체형성호르몬 등은 '헤라클·헤라 혁명'이 '탈모와 호르몬과의 연관성'에 주목하고 있는 호르몬들입니다.

모낭의 줄기세포, 모유두세포, 모모세포 등은 호르몬의 변화에 따라 다양한 양상을 보이게 됩니다. 특히 여성형 탈모는 '에스트로겐과 테스토스테론'의 길항작용과 연관이 있습니다. 즉, 에스트로겐과 테스토스테론의 불균형이 여성형 탈모와 직접적인 연관성이 있을 것으로 판단됩니다.

따라서 여성형 탈모를 치료하기 위해서는 '모낭의 줄기세포, 모유두세포, 모모세포, 에스트로겐, 테스토스테론의 관계성'에 대해서 이해하고 실제적인 불균형을 조절할 수 있어야 합니다.

〈 '헤라클·헤라 혁명'이 바라보는 '테스토스테론과
안드로스테론의 불균형과 원형 탈모의 상관성'

'헤라클·헤라 혁명'에서는 '테스토스테론과 안드로스테론의 불균형이 원형 탈모와 연관이 있다.'고 보고 있습니다.

테스토스테론, 디하이드로테스토스테론DHT, 안드로스테론, 디하이드로에피안드로스테론, 에스트로겐, 프로게스테론, 난포자극호르몬, 황체형성호르몬 등은 '헤라클·헤라 혁명'이 '탈모와 호르몬과의 연관성'에 주목하고 있는 호르몬들입니다.

모낭의 줄기세포, 모유두세포, 모모세포 등은 호르몬의 변화에 따라 다양한 양상을 보이게 됩니다. 특히 원형 탈모는 '테스토스테론과 안드로스테론'의 길항작용과 연관이 있습니다. 즉, 테스토스테론과 안드로스테론의 불균형이 '원형 탈모'와 직접적인 연관성이 있을 것으로 판단됩니다.

따라서 원형 탈모를 치료하기 위해서는 '모낭의 줄기세포, 모유두세포, 모모세포, 테스토스테론, 안드로스테론의 관계성'에 대해서 이해하고 실제적인 불균형을 조절할 수 있어야 합니다.

04

탈모의 원인

탈모의 원인에 대해서 '기존 탈모 치료'와 '헤라클·헤라 혁명'으로 구분하여 살펴보도록 하겠습니다.

'기존 탈모 치료'에서 남성형 탈모의 경우 유전적 원인과 남성호르몬인 안드로겐이 중요한 인자로 작용하는 것으로 추정하고 있습니다.

여성형 탈모의 경우에는 일부는 남성형 탈모와 같은 경로로 일어나는 것으로 추정하고 있으나, 다만 형태적인 차이가 발생하는 것으로 이해하고 있습니다.

원형 탈모의 경우에는 자가면역질환으로 생각하며, 휴지기 탈모는 출산이나 약물, 수술 등의 후유증, 발열, 영영결핍이나 내분비 계통 질환 등의 심한 신체적·정신적 스트레스 후 발생한다고 보고 있습니다.

이에 비해서 '헤라클·헤라 혁명'에서는 '탈모가 혈허에서 비롯됩니다.'라는 큰 전제를 기본으로 설정합니다. 즉, 기존 탈모 이론에서 남성형 탈모의 주요한 원인 중의 하나로 판단하는 디하이드로테스토스테론DHT은 하나의 원인이 될지언정 반드시 필수는 아니라고 생각합니다. 디하이드로테스토스테론DHT은 누구에게나 있습니다. 다만, 디하드로테스토스테론DHT이 상대적으로 개인별 수용체의 민감도에 따라 모발의 탈락을 너 유발하게 되면 탈모의 가능성이 높아질 수 있음은 인정합니다.

실제적으로 탈모의 원인은 어떠한 측면에서 바라보느냐에 따라서 유전, 환경, 질환 등 다양합니다. 그러다 보니 스트레스, 다이어트, 철분 결핍, 항암치료 등의 약물 부작용, 갑상선, 지루성 피부염, 노화, 갱년기 탈모, 원형탈모 등을 원인으로 설정함으로써 기준이 병인, 병증, 병기 등으로 다양하게 혼재될 수밖에 없었습니다.

그러나 이렇게 혼재된 원인의 설정으로는 탈모 치료에 대한 구체적인 실천 방안을 강구하기가 쉽지 않습니다.

'기존 탈모 치료'가 바라보는 탈모의 원인

테스토스테론은 5-알파환원효소에 의해 디하이드로테스토스테론DHT으로 전환된다고 알려져 있습니다. 5-알파환원효소에는 제1형과 제2형이 있습니다. 남성형 탈모에 관여하는 효소는 제2형이며, 남성의 전립선세포나 머리카락세포를 결정하는 모유두세포에서 발현됩니다.

제2형 환원효소는 테스토스테론에 수소 2개를 연결시켜 디하이드로테스토스테론DHT으로 전환시킵니다. 테스토스테론이 안드로겐 수용체에 작용하는 것보다 디하이드로테스토스테론DHT이 안드로겐 수용체에 작용하는 힘이 5배 정도 강력한 것으로 밝혀져 있습니다.

〽️ '기존 탈모 치료'의 재해석 필요성

탈모의 원인과 기전에 대한 이해가 구체적으로 이루어져야 그 다음 치료가 가능합니다.

탈모는 왜 발생할까요? 탈모에 대한 원인론적 측면과 기전적 측면 등에 대해서 알아보도록 하겠습니다.

'기존 탈모 치료'에서의 탈모는 대부분 유전적 원인에서 비롯되는 것으로 알려져 있습니다. 더구나 '기존 탈모 치료'가 근거하고 있는 고전유전학적 측면에서 탈모는 피할 수 없는 숙명처럼 여겨집니다. 즉, 탈모 유전자로 인해서 반드시 탈모가 발생한다는 것입니다.

그러나 최근에 후성유전학에서 새롭게 밝혀진 사실은 비록 탈모의 유전적 인자를 가지고 태어났다고 하더라도 살아가면서 겪게 되는 생활적 측면에서 피할 수 있음이 확인되었습니다.

그러면 '기존 탈모 치료'에서의 탈모 기전에 대해 새로운 해석으로 이해해보도록 하겠습니다.

탈모는 남성호르몬인 테스토스테론이 5-알파환원효소에 의해 전환된 디하이드로테스토스테론DHT이 모낭을 공격함으로써 발생한다고 알려져 있습니다. 즉, 5-알파환원효소에 의한 디하이드로테스토스테론DHT이 모유두세포에 영향을 미쳐 모모세포의 증식을 억제하고 모낭을 수축시킴으로써 모발의 탈락을 유도하게 됩니다.

5-알파환원효소에는 2가지 타입이 있으며, 5-알파환원효소에 의해 전환된 디하이드로테스토스테론DHT의 수용체가 모발의 위치에 따라 다르게 분포되어 있기에 M자형 탈모, O자형 탈모, U자형 탈모로 나뉘게 되는 것으로 재해석될 필요성이 있습니다.

'헤라클·헤라 혁명'이 바라보는 탈모의 원인

탈모! 왜 탈모가 일어날까요?

'영양 결핍' 때문일까요?

못 먹어서 생긴다면 식량 부족 국가 등 영양결핍 환경에 놓인 나라에 탈모 환자가 많아야 하는데 그렇지 않습니다.

'영양 과잉' 때문일까요?

너무 많이 먹어서 생긴다면 경제적 부유함으로 인한 비만과 맞물려 탈모 환자가 많아야 하는데 꼭 그렇지는 않습니다.

'유전' 때문일까요?

그러면 후대로 내려갈수록 탈모 환자가 늘어나야 하는데, 유전적 양상의 탈모 환자라고 하더라도 그러한 패턴을 보이는 것 같지는 않습니다.

'환경' 때문일까요?

조금 막연한 용어일 듯하지만, 환경적 요소가 탈모에 미치는 영향은 점차적으로 커지는 듯합니다. 다만, 환경의 어떠한 요소가 탈모를 유발하는지에 대한 구체적 논의가 이루어져야 합니다.

'스트레스' 때문일까요?

만병의 근원이라고도 할 수 있는 스트레스가 탈모를 유발할 수도 있습니다. 다만 '모든 탈모가 스트레스 때문이다.'라고 말하기에는 과장될 수 있습니다. 만약 스트레스에 의해서 탈모가 유발된다면 여성들에 비해서 탈모 환자가 많은 남성들이 스트레스에 약하다는 의미가 될 수도 있습니다. 그러나 실제로는 그렇지 않으니 '스트레스가 탈모의 주요인이다.'라고 말하기는 어렵습니다.

이러한 다양한 원인들을 유전적 영향과 환경적 영향으로 크게 대별할 수 있을 듯합니다.

그러면 환경적 영향에는 어떠한 것들이 있을까요?

스트레스도 탈모를 유발할 수 있으며, 좋지 않은 음식도 탈모를 유발할 수 있으며, 좋지 않은 유기화합물 등도 탈모를 유발할 수 있습니다.

그리고 보니 다른 모든 질환의 원인과 동일한 듯합니다. 그런데 이렇게 두루뭉술한 접근은 탈모에 대한 다각적인 접근에는 어느 정도 도움을 줄 수 있지만, 근본적인 치료에는 도움이 부족합니다.

어떤 질환이든 유전적 영향이 거의 작용하지 않는 내과질환은 거의 없을 합니다.

어떤 질환이든 환경적 영향이 거의 작용하지 않는 내과질환 또한 거의 없을 듯합니다.

그러면 구체적으로 어떠한 기전이 작용하기에 탈모가 발생할까요?

'헤라클·헤라 혁명'에서의 유전적 원인 가능성

탈모는 어찌할 수 없는 유전질환일까요?

여러 형태의 탈모 중 특히 남성형 탈모의 원인 중 많은 부분은 유전적 영향과 맞물려 있습니다. 그렇다면 이러한 '유전적 성향의 남성형 탈모는 피할 수 없는 것일까요?'

고전유전학적 측면에서 바라본다면 아마도 "피할 수 없습니다."라는 답이 주어질 것입니다.

그러나 다행히 후성유전학적 측면에서 바라본다면 "어떻게 대처하느냐에 따라 피할 수 있습니다."라는 답이 가능할 것 같습니다.

즉, 탈모는 유전적 성향이 강한 질환이지만 후성유전학적 측면에서 볼 때 탈모의 촉발인자 방아쇠를 당기지 않는다면 탈모 유전자는 발현되지 않을 수도 있는 질환이기 때문입니다.

'헤라클·헤라 혁명'의 범주론적 원인 접근

'헤라클·헤라 혁명'에서 바라보는 탈모의 원인에는 소인, 내인, 외인, 불내외인이 있습니다.

소인(素因) | 탈모에 관한 유전적인 원인에 대해서는 많이 접했을 테니 굳이 따로 설명을 하지 않아도 될 듯합니다. 탈모의 원인에 대해서는 주로 유전적인 원인으로 치부하는 경우가 가장 많습니다. 물론 이 부분은 아주 중요한 부분이니까 간과할 수는 없습니다.

내인(內因) | 내인에는 음식, 기거, 칠정이 있습니다.

음식에 의해서도 탈모가 유발될 수 있습니다.

기거에 의해서도 탈모가 유발될 수 있습니다.

칠정에 의해서도 탈모가 유발될 수 있습니다.

외인(外因) | 외인에는 풍한서습조화가 있습니다. 풍한서습조화에 의해서 탈모가 유발될 수 있습니다.

불내외인(不內外因) | 불내외인이라 함은, 내인에 의한 경우가 아니며, 외인의 감염에 의한 것도 아닌 경우를 일컫습니다. 예를 들어 염색에 의한 탈모라든지, 외부적인 자극에 의한 탈모라든지 하는 경우가 불내외인에 속합니다.

결론적으로 탈모는 유전적 성향의 소인이 잠재되어 있는 상태에서 내인, 외인, 불내외인의 유발요인과 만나면서 일어나는 현상으로 보아야 할 것입니다. 즉, 유전적 성향이 있음을 전제로 하지만 유전만으로는 탈모가 촉발되지 않을 수도 있습니다.

이는 탈모의 유전적 성향이 비록 있다 하더라도 내인, 외인, 불내외인의 유발 요인과 만나지 않는다면 탈모라는 현상이 일어나지 않을 수도 있음을 의미합니다.

또한 내인, 외인, 불내외인에 의해서 탈모가 유발되었다 하더라도 내인, 외인, 불내외인의 유발 원인을 하나씩 제거 혹은 보완해 주면 비록 유전적 성향을 지닌 탈모라 하더라도 충분히 다시금 발모의 상태로 갈 수 있음을 의미합니다.

⚡ '헤라클·헤라 혁명'이 재해석하는 테스토스테론이나 디하이드로테스토스테론DHT의 수용체 감수성

'혈허'를 기반으로 하여 테스토스테론이나 디하이드로테스토스테론DHT의 혈중농도가 아닌 세포 수용체의 감수성이 남성형 탈모의 다양한 유형을 결정하기도 합니다.

탈모의 원인을 당뇨병의 원인과 견주어 보면, '인슐린 분비 세포의 손상에 의한 인슐린 분비 저하의 1형 당뇨병'과 달리 대부분의 당뇨병은 '인슐린 분비 세포의 문제가 아닌 세포의 인슐린 저항성에 따른 2형 당뇨병'입니다.

이와 비슷한 논리로, '테스토스테론이나 디하이드로테스토스테론DHT의 혈중농도에 따라 남성형 탈모인 안드로겐성 탈모의 유형이나 정도가 결정되는 것이 아닙니다. 즉, 동일하거나 유사한 정도의 테스토스테론이나 디하이드로테스토스테론DHT의 혈중농도에도 불구하고 전혀 다른 양상의 탈모를 보이거나, 전혀 다른 패턴의 탈모인 M자형 탈모, O자형 탈모, U자형 탈모, 정수리 탈모, 가르마 탈모, 원형 탈모 등으로 다양해짐은 테스토스테론이나 디하이드로테스토스테론DHT의 세포수용체가 받아들이는 감수성의 차이에서 비롯됩니다.

탈모는 '혈허'의 핵심기전에 따른 여러 가지 기전에 의하며, 그중의 안드로겐성 탈모도 역시 '혈허'와 몇 가지 기전이 복합적으로 작용하게 됩니다.

테스토스테론이나 디하이드로테스토스테론DHT의 '분비량 자체'보다 '수용체의 감수성'이 탈모에 더 큰 영향을 미칩니다. 즉, 안드로겐성 탈모로 알려진 남성형 탈모도 테스토스테론이나 디하이드로테스토스테론DHT의 '혈중농도'가 아닌 '세포수용체의 감수성'에 따라 탈모가 이루어지게 됩니다.

'헤라클·헤라 혁명'이 이해하는 5-알파환원효소 1형과 2형

탈모의 객관적 기전 중 하나는 디하이드로테스토스테론DHT에 의해서 모유두세포가 공격당함으로써 모발의 생장이 이루어지지 않는다는 것입니다.

그러나 이러한 디하이드로테스토스테론DHT에 의한 모낭의 공격 기전은 많은 탈모의 원인과 기전 중 하나일 뿐입니다. 즉, 테스토스테론을 디하이드로테스토스테론DHT으로 변환시키는 5-알파환원효소 1형과 2형을 억제한다고 하더라도 이는 '발모'가 아닌 '탈모'의 수많은 기전 중 하나를 억제하는 것뿐입니다.

더구나 여러 가지 부작용에도 불구하고 5-알파환원효소 1형과 2형을 억제하는 '기존 탈모 치료'가 정수리 탈모에 대해서는 어느 정도 모발 탈락을 억제하거나 지연시키는 효과가 확인되었습니다만, 남성 M자형 탈모나 남성 MU자형 탈모, 여성형 탈모에는 크게 효과적이지 않습니다. 물론 이 외에도 다른 특정 질환과 관련한 탈모에도 큰 효과가 없습니다.

따라서 5-알파환원효소 1형과 2형은 다양한 탈모 중 일부의 원인에 지나지 않음을 알 수 있습니다. 5-알파환원효소 1형과 2형에 따른 디하이드로테스토스테론DHT이 탈모의 궁극적인 원인은 아닙니다. 단지, 5-알파환원효소 1형과 2형에 대한 억제는 '일부 탈모'를 억제할 뿐입니다.

〰 '헤라클·헤라 혁명'의 머리카락 부위별 '모유두세포'

남성과 여성의 두피 머리카락 내의 모유두세포는 부위별로 다릅니다.

두피의 앞머리 모낭의 모유두세포, 윗머리 모낭의 모유두세포, 옆머리 모낭의 모유두세포, 뒷머리 모낭의 모유두세포는 서로 다릅니다.

앞머리 모낭의 모유두세포와 윗머리 모낭의 모유두세포는 디하이드로테스토스테론DHT에 의해서 모발 성장이 억제당하지만, 옆머리 모낭의 모유두세포와 뒷머리 모낭의 모유두세포는 디하이드로테스토스테론DHT에 의해서 모발 성장이 억제당하지 않습니다.

'헤라클·헤라 혁명'에서는 앞머리 모낭의 모유두세포와 윗머리 모낭의 모유두세포도 다르다고 판단합니다. 즉, 앞머리 모낭의 모유두세포보다는 윗머리 모낭의 모유두세포가 디하이드로테스토스테론DHT에 의해서 모발 성장이 더 억제당한다고 봅니다.

따라서 기존의 탈모 치료약은 5-알파환원효소를 억제함으로써 남성 M자형 탈모보다는 O자형 탈모에 상대적으로 효과적입니다.

결론적으로, 디하이드로테스토스테론DHT에 의한 탈모 경향을 순서대로 표기해 보면, 윗머리카락 > 앞머리카락 > 옆머리카락 > 뒷머리카락일 듯합니다.

즉, 윗머리카락의 모유두세포를 긍정적으로 활성화시키는 약물과 앞머리카락의 모유두세포를 긍정적으로 활성화시키는 약물은 달라야 합니다.

윗머리, 앞머리, 옆머리, 뒷머리카락의 모유두세포가 다르기에 '헤라클·헤라 혁명'이 근원적으로 도와드립니다.

'헤라클·헤라 혁명'의 스트레스 원인에 대한 견해

탈모와 스트레스의 관계는 어떠할까요?

"스트레스 받지 마세요. 머리카락 빠집니다."

"스트레스를 받지 않아야 머리카락이 납니다."

이 같은 주장들에 대해서 어떻게 생각하십니까?

예, 아주 지극히 당연한 말씀이고, 좋은 말씀입니다.

그런데 많은 문제점을 안고 있는 말씀이기도 합니다.

첫째, 과연 '스트레스'를 무엇으로 규정할 것인가?

둘째, 과연 그렇게 규정된 '스트레스'를 피할 수 있는가?

셋째, 과연 그렇게 규정된 '스트레스'가 탈모의 핵심 원인인가?

이 같은 물음에 대한 답도 정의되어야 위의 말씀들이 지당하심으로 여겨질 수 있습니다.

우선 '스트레스'에 대해서 규정해 보도록 하겠습니다.

스트레스는 긴장으로 번역될 수 있는 단어인데, 인간에게 주어지는 긴장의 감정에는 모든 감정이 작용할 수 있습니다. 왜냐하면 우리 몸의 자율신경은 한꺼번에 모두 긴장하고 이완하는 섯이 아니라 어떠한 상황에 따라서 개별적으로 긴장과 이완을 하게 됩니다. 즉, 어떤 조직과 기관은 교감신경에서 긴장하고 부교감신경에서 이완한다면, 어떤 조직과 기관은 교감신경에서 이완하고 부교감신경에서 긴장하기도 합니다.

물론 교감신경 활성화가 우리 몸의 모든 조직과 기관에서 동시에 이루어지지도 않고, 부교감신경 활성화도 우리 몸의 모든 조직과 기관에서 동시에 이루어지지 않습니다.

왜냐하면 동시에 교감신경 활성화나 부교감신경 활성화가 이루어진다면 우리의 생명이 위험해지기 때문입니다.

따라서 우리 몸에 긴장을 유발하는 것을 스트레스라고 가정하고, 스트레스의 대부분이 감정으로 인한다면 화냄, 공포 등의 부정적 감정뿐만 아니라 기쁨 등의 긍정적 감정도 스트레스가 됩니다. 즉, 우리의 모든 감정은 스트레스입니다.

이렇게 스트레스를 규정하고 나니 "스트레스 받지 마십시오. 머리카락이 빠집니다."라는 말씀이 모순적으로 보입니다. 역시, "스트레스를 받지 않아야 머리카락이 납니다."라는 말씀도 비논리적인 것이 되었습니다. 다만, 특정 감정에 의한 두피 긴장도를 높일 수 있는 메커니즘적인 스트레스라고 한정한다면 위의 말씀은 옳으신 말씀이 됩니다.

스트레스가 탈모를 유발하는 원인과 기전에 대해서 조금 더 구체적으로 알아보도록 하겠습니다. 공포, 놀람, 화남 등의 부정적 감정이 탈모와 연관된 기전을 이해하여야 합니다. 스트레스의 대부분은 감정적인 부분과 맞물려 있으니 부정적인 감정을 스트레스로 단순하게 이해하도록 하겠습니다.

공포, 놀람, 화남 등의 부정적 감정에 우리 몸은 크게 2가지 측면에서 반응을 일으킨다고 합니다.

첫째, 시상하부-뇌하수체-부신피질에 따른 기전

시상하부는 Hypothalamus라고 불리며, CRH호르몬을 분비하게 됩니다.

뇌하수체는 Pituitary gland라고 불리며, ACTH호르몬을 분비하게 됩니다.

부신피질은 Adrenal cortex라고 불리며, 코르티코스테로이드호르몬을 분비하게 됩니다.

즉, 공포, 놀람, 화남 등의 부정적 감정에 우리 몸은 HPA축을 움직여 최종적으로 코르티코스테로이드호르몬을 분비함으로써 '스트레스'에 대응하게 됩니다.

둘째, 중추신경-자율신경-부신수질에 따른 기전

중추신경은 뇌-척수를 의미합니다.

말초신경은 각 기관과 조직으로 연결된 신경을 의미합니다.

부신수질은 노르아드레날린이라는 신경전달물질을 분비합니다.

즉, 공포, 놀람, 화남 등의 부정적 감정에 우리 몸은 중추신경-말초신경-부신수질 축을 움직여 최종적으로 노르아드레날린 신경전달물질을 분비함으로써 '스트레스'에 대응하게 됩니다.

모낭에 존재하는 모유두세포를 포함한 모든 세포는 호르몬과 신경전달물질의 영향을 받게 됩니다. 이러한 호르몬과 신경전달물질은 시상하부-뇌하수체-부신피질에 따른 호르몬과 중추신경-말초신경-부신수질에 따른 신경전달물질의 영향을 받을 수밖에 없습니다.

이렇게 스트레스는 '시상하부-뇌하수체-부신피질'이라는 축과 '중추신경-말초신경-부신수질'이라는 축의 두 가지 경로를 통한 호르몬과 신경전달물질로 모낭에 영향을 미쳐 탈모와 연관됩니다.

그럼에도 불구하고 '헤라클·헤라 혁명'에서는 탈모 치료를 위해서 "스트레스를 안 받으셔야 한다거나, 덜 받으셔야 한다."고 말씀드리지 않습니다. 왜냐하면 '탈모와 스트레스 관계성'의 모호성이 오히려 더 큰 스트레스이기 때문입니다. 비록 우리의 감정이 스트레스로 작용하지만 너무 심각하게 스트레스 받지 않으셔도 됩니다.

우리의 모든 감정은 스트레스가 될 수 있지만, 그러한 감정을 피할 수는 없습니다. 따라서 스트레스를 탈모의 주원인으로 여기지는 말고, 감정의 자연스러움을 생각하듯이 스트레스에 따른 탈모 현상에 대해서 너무 심각하게 고민하지 않아도 됩니다. 왜냐하면 탈모의 수많은 원인과 기전 중 그러한 감정에 따른 스트레스적 요인은 큰 비중을 차지하지 않기 때문입니다.

결론적으로 말씀드리자면 탈모의 원인과 기전 중 감정에 따른 스트레스도 하나의 요인일 수 있지만, 심각한 비중을 차지하지 않기에 일상적인 감정의 변화에 따른 스트레스에 대해서 너무 스트레스 받지 않으셨으면 합니다.

탈모의 다양한 원인과 동일한 기전

탈모의 동일한 기전에 대한 명확한 이해와 구체적인 작용만이 탈모를 극복할 수 있도록 도와드릴 수 있습니다. 탈모의 원인과 유발 요인은 엄청나게 다양합니다. 그러나 탈모가 발생하기 위해서 일어나는 기전은 동일합니다.

첫째, **모낭 줄기세포의 비활성화**

둘째, **모낭 모유두세포의 비활성화**

셋째, **모낭 모모세포의 비활성화**

그러면,

왜 모낭 줄기세포가 비활성되었을까요?

왜 모낭 모유두세포가 비활성화되었을까요?

왜 모낭 모모세포가 비활성화되었을까요?

만약 그렇다면,

어떻게 하면 모낭의 줄기세포를 활성화시킬 수 있을까요?

어떻게 하면 모낭의 모유두세포를 활성화시킬 수 있을까요?

어떻게 하면 모낭의 모모세포를 활성화시킬 수 있을까요?

이러한 과정 하나하나에 대한 구체적인 이해와 실천이 '탈모의 절망'을 '발모의 희망'으로 바꾸어 드릴 수 있는 힘입니다.

⚕ '헤라클·헤라 혁명'의 탈모 기본 공식은 '탈모=혈허'

'헤라클·헤라 혁명'에서 바라보는 탈모의 가장 핵심적인 원인은 '혈허'입니다.

'기존 탈모 치료'에서 남성형 탈모와 여성형 탈모의 원인으로 알려진 '디하이드로테스토스테론DHT'은 '혈허'를 유발하는 하나의 인자일 수는 있지만 모든 탈모의 원인이 아니며, 기전적으로는 오히려 '혈허'를 촉발시킬 수 있는 요인에 불과합니다.

'헤라클·헤라 혁명'에서는 '테스토스테론의 5-알파환원효소에 따른 디하이드로테스토스테론DHT이 모낭세포를 공격함으로써 탈모가 유발된다.'는 탈모 기전 중 하나인 '혈허로 인한 혈열'로 이해하면 됩니다.

'탈모=혈허'의 기본 공식을 기준으로, 탈모가 생긴다면 '아하! 혈허가 생겼구나.'라고 생각하면 됩니다.

계절별로 탈모가 심해지면 '아하! 계절이 바뀌니 혈허가 생겼구나.'

환경별로 탈모가 심해지면 '아하! 환경이 바뀌니 혈허가 심해지는구나.'

음식별로 탈모가 심해지면 '아하! 이 음식은 나에게 혈허를 만드는구나.'

등으로 이해하면 됩니다.

자, 이번에는 '탈모=혈허'라는 기본 공식에서 조금 더 확장된 공식으로 유도하여 보겠습니다.

먼저, 남성형 탈모로 '탈모=혈허'의 기본 공식을 확장해 보도록 하겠습니다.

남성형 탈모 중 남성 M자형 탈모는 '혈허 + 신음허'로 이해하면 됩니다. 즉, '혈허'와 '신음허'가 겹쳐 발생한 앞이마 탈모입니다.

남성 O자형 탈모는 '혈허 + 신양허'로 이해하면 됩니다. 즉, '혈허'와 '신양허'가 겹쳐 발생한 정수리 탈모입니다.

여성형 탈모도 '탈모=혈허'의 기본 공식으로 확장해 보도록 하겠습니다.

여성형 탈모는 남성형 탈모와 조금 다른 기본 공식을 가집니다.

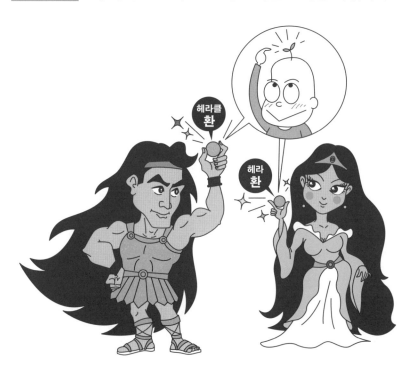

'여성형 탈모 = 혈허 + 폐양허'입니다. 즉, 여성형 탈모는 남성형 탈모와 달리 '폐양허'라는 다른 기전이 기본적으로 작동하게 됩니다.

따라서 여성형 탈모 중, 여성 산후 탈모는 '혈허 + 폐양허 + 간혈허'로 이해하면 됩니다. 즉, '혈허'와 '폐양허', '간혈허'가 겹쳐 발생한 산발적 탈모입니다.

여성 갱년기 탈모는 '혈허 + 폐양허 + 간기울'로 이해하면 됩니다. 즉, '혈허'와 '폐양허', '간기울'이 겹쳐 발생한 가르마 탈모입니다.

물론 이외에도 질환별 탈모에 대해서는 개별적인 공식이 도출됩니다.

결론적으로 탈모의 궁극적 원인은 '혈허'입니다. 탈모는 '혈허'를 기본 원인으로 '음허, 양허, 음양허'가 겹쳐지면서 수많은 유형의 탈모로 진행합니다.

즉, '혈허'로 인해 줄기세포의 분화가 이루어지지 않고, 모유두세포의 활성화가 이루어지지 않고, 모모세포의 증식화가 이루어지지 않음으로써 탈모가 일어납니다.

그렇다면 '양모, 육모, 발모'를 위해서는 당연히 '혈허'를 보완하여야 하며, '혈허'를 보완함으로써 줄기세포가 분화될 수 있도록 하고, 모유두세포가 활성화될 수 있도록 하고, 모모세포가 증식화될 수 있도록 해 주어야 합니다.

후성유전학 이론과 실천에 근거한 '헤라클·헤라 혁명'이 줄기세포의 분화와 모유두세포의 활성화, 모모세포의 증식화를 도와 '양모, 육모, 발모'를 도와드립니다.

성별 탈모

남성형 탈모의 원인은 호르몬 불균형의 '혈허'입니다. 선천적 유전 인자에 후천적 촉발인자가 더해진 상황으로 디하이드로테스토스테론DHT의 공격에 약해진 앞이마 혹은 정수리 부근의 모낭이 공격을 받으면서 탈모가 이루어지게 됩니다. 즉, 앞이마 혹은 정수리 부근의 머리카락 생장주기가 바뀌면서 성장기가 짧아지고 휴지기가 길어지면서 모발이 가늘어지고 탈락하면서 진행하게 됩니다. 남성형 탈모는 여성형 탈모에 비해서 빠르면 20세 전후에 나타나기도 합니다.

여성형 탈모의 원인은 중년 이후의 '혈허'입니다. 여성형 탈모는 남성형 탈모의 M자형, O자형, U자형과 달리 이마 헤어라인은 유지되면서 정수리의 가르마 부위에서 주로 탈모가 일어납니다. 여성형 안드로겐성 탈모증이라고 불리며, 가족 중 탈모가 있는 경우에 유전될 확률은 50% 내외로 남성형 탈모의 유전율보다 낮습니다. 주로 모계 유전을 따르는 경향이 있다고 알려져 있습니다. 특히 여성형 탈모의 경우에는 지루성피부염, 여드름, 생리불순, 철결핍성 빈혈, 다낭성난소증후군 등과 연관이 있을 수 있습니다.

시기별 탈모

유아성 탈모의 원인은 성장기의 '혈허'입니다. 유아성 탈모는 신생아 초기인 출산 후 2~3개월 이내에 다양한 양의 두피 모발이 빠짐니다. 유아성 탈모는 대칭적으로 여기저기에서 빠지고 주로 머리의 앞쪽에서 시작됩니다.

노인성 탈모의 원인은 노화에 따른 '혈허'입니다. 노인성 탈모는 생리적 탈모이며, 특정 부위에 뚜렷한 형태의 탈모반을 보이지 않고 여기저기에서 빠집니다.

산후 탈모의 원인은 출산과 동반된 출혈, 빈혈, 영양섭취의 부조화, 모유수유 등으로 인한 '혈허'입니다. 임신은 여성의 경우 탈모가 시작될 수 있는 중요한 요인 중 하나입니다. 보통 임신과 맞물린 탈모는 임신 말기나 분만 후에 시작되지만 대부분 휴지기 탈모입니다. 임신 시에는 에스트로겐 호르몬의 증가로 모낭의 성장을 촉진시켜 모발의 생장주기 중 휴지기 상태로 잘 진행하지 못하다가 분만 후 모낭이 휴지기 상태로 동시에 넘어가면서 급격한 탈모가 일어나게 됩니다.

갱년기 탈모의 원인은 여성의 폐경기와 맞물린 '혈허'입니다. 뇌-난소-자궁의 축 중 신경전달물질과 호르몬의 불균형으로 인한 난소의 노화 과정으로 인한 폐경으로 진행하게 됩니다. 갱년기증후군과 더불어 여성에게는 머리카락의 탈락이 진행됩니다.

질환별 탈모

원형 탈모의 원인은 자가면역질환에 의한 '혈허'입니다. 자가면역의 정확한 원인이 밝혀지지 않았지만 원형으로 머리카락이 빠지거나 수염, 눈썹, 속눈썹 등에도 생길 수 있습니다. 원형의 형태가 커지거나 여러 개가 합쳐져 큰 원형 탈모가 되기도 합니다. 치료 없이 모발이 다시 나기도 하지만 재발이 잦고, 기존 치료에 잘 호전되지 않는 경우도 많습니다. 특히 원형 탈모가 사춘기 이전에 발생하거나 유병기간이 길어지는 경우에는 기존 치료에서는 치료가 어렵습니다. 또한 원형 탈모의 병변이 크면 재발이 잦고 기존 치료에서는 잘 반응하지 않습니다. 이 외에도 아토피피부염 환자의 원형 탈모나 측두부, 후두부의 사행성 원형 탈모인 경우에도 상당히 치료가 어렵습니다.

지루성 탈모의 원인은 피지선의 피지 분비가 많아지면서 염증이 생기는 '혈허'입니다. 물론 '혈허'보다도 '혈열'에 가깝지만 피지 분비가 많아지는 원인이 '혈허'이기에 '혈열'의 개념과 같이 '혈허'로 볼 수 있습니다.

다낭성 난소증후군 탈모의 원인은 남성호르몬과 여성호르몬의 불균형에 따른 '혈허'입니다. 여성호르몬에 비해서 상대적으로 남성호르몬의 분비가 과다해짐으로써 '혈허'가 진행되게 됩니다.

항암 탈모의 원인은 혈을 생성하는 골수세포의 손상으로 인해 '혈허'가 되며, 그에 따라 탈모가 나타나게 됩니다. 따라서 항암치료 이후에 골수의 손상이 회복되면서 탈모가 회복될 수도 있지만, 골수의 손상 정도에 따라 회복되지 않을 수도 있습니다. 이럴 경우에 '헤라클·헤라 혁명'을 통해서 골수의 기능을 살려 혈을 생산할 수 있도록 도우면 항암치료에 따른 탈모를 예방할 수도 있으며, 항암 이후의 탈모 회복을 빠르게 도울 수 있습니다. 또한 골수 손상이 심해서 탈모가 고착화될 수 있는 부분도 일정부분 다시금 회 복될 수 있도록 돕습니다.

영양결핍성 탈모의 원인은 모든 영양소에 해당하는 것이 아니라 '혈허'를 유발할 수 있는 영양소의 결핍 시에 탈모가 발생하게 됩니다.

남성형 탈모와 여성형 탈모

남성형 탈모와 여성형 탈모는 다릅니다.

물론 남성 M자형 탈모, 남성 O자형 탈모, 남성 U자형 탈모 등도 개별적으로 다릅니다.

물론 여성 산후 탈모, 여성 갱년기 탈모, 여성 다낭성 탈모 등도 개별적으로 다릅니다.

탈모는 '혈허'입니다. 그러나 남성형 탈모와 여성형 탈모는 다릅니다.

그러면, 남성형 탈모는 '혈허'가 아닌가요?

여성형 탈모는 '혈허'가 아닌가요?

아닙니다. 남성형 탈모든 여성형 탈모든 탈모는 기본적으로 '혈허'의 기전을 가지고 있습니다.

남성형 탈모의 유형별 원인과 기전

남성형 탈모는 왜 생길까요? 결론부터 말씀드리자면, 남성형 탈모는 '혈허'와 '음허, 양허, 음양허'가 겹쳐서 발생하게 됩니다.

남성형 탈모는 왜 여러 가지 형태를 보일까요? 남성형 탈모에는 남성 M자형 탈모와 남성 O자형 탈모, 남성 U자형 탈모가 있습니다. 남성형 탈모는 여성형 탈모와 달리 듬성듬성의 양상이 아닌 구체적인 부위의 집중적인 탈모가 이루어집니다.

더불어 점차적으로 남성호르몬의 영향 하에서 테스토스테론이 5-알파환원효소에 의해 변형된 디하이드로테스토스테론DHT이 모낭을 공격함으로써 모낭이 손상을 받게 되고, 그에 따라서 모발의 탈락과 동시에 모발의 생성이 중지됨으로써 점차적으로 부위가 확장되어 가는 패턴을 보이게 됩니다.

그럼, 어떤 남성은 M자형 탈모의 양상을 보이고,

어떤 남성은 O자형 탈모의 양상을 보이고,

어떤 남성은 U자형 탈모의 양상을 보이는 것일까요?

물론, 5-알파환원효소에 의한 모낭의 공격 저항성이 뒷머리카락 > 옆머리카락 > 정수리머리카락 = 앞머리카락으로 설정될 수 있겠지만, 남성형 탈모 중 M자형 탈모인 경우에는 '앞머리카락이 제일 취약한 것'으로, 남성형 탈모 중 O자형 탈모인 경우에는 '정수리머리카락이 제일 취약한 것'으로 볼 수 있습니다.

남성형 탈모 중 U자형 탈모인 경우에는 M자형 탈모에서 시작된 U자형 탈모인지 혹은 O자형 탈모에서 시작된 U자형 탈모인지에 따라서 달라질 수 있습니다.

M자형 탈모인 남성의 경우에는 '혈허'와 '음허'가 겹쳐 있기에 그러하며,

O자형 탈모인 남성의 경우에는 '혈허'와 '양허'가 겹쳐 있기에 그

러하며,

U자형 탈모인 남성의 경우에는 '혈허'와 '음양허'가 겹쳐 있기에 그러합니다.

남성 U자형 탈모의 특이한 원인과 기전

남성 U자형 탈모는 구분하여 원인과 기전을 파악하여야 합니다. 남성형 탈모의 최종적인 형태인 남성 U자형 탈모에는 크게 2가지 형태가 있습니다.

하나는, 남성 M자형 탈모에서 시작되어 정수리 탈모로 이어지면서 최종적으로 U자형 탈모가 되는 남성 MU자형 탈모가 있으며,

다른 하나는, 남성 O자형 탈모에서 시작되어 앞이마 탈모로 이어지면서 최종적으로 U자형 탈모가 되는 남성 OU자형 탈모가 있습니다.

즉, M자형에서 O자형을 지나 U자형으로 진행하는 경우와 O자형에서 M자형을 지나 U자형으로 진행하는 경우입니다.

남성 MU자형 탈모의 원인은 '혈허와 신음허'에서 시작한 남성 M자형 탈모가 점진적으로 '혈허와 신음허, 신양허'까지 진행된 상태이므로, '남성 MU자형 탈모 = 혈허, 신음허, 신양허'라고 규정할 수 있습니다.

남성 OU자형 탈모의 원인은 '혈허와 신양허'에서 시작한 남성 O자형 탈모가 점진적으로 '혈허와 신양허, 신음허'까지 진행된 상태이므로, '남성 OU자형 탈모 = 혈허, 신양허, 신음허'라고 규정할

수 있습니다.

여성형 탈모의 유형별 원인과 기전

탈모의 궁극적인 원인은 '혈허'입니다. 그리고 '혈허'를 유발하는
요인은 다양합니다.

여성형 탈모에는 산후 탈모, 갱년기 탈모, 다낭성 탈모, 빈혈 탈모
등이 있습니다.

산후 탈모와 빈혈 탈모는 대표적인 '혈허'의 양상입니다.

갱년기 탈모는 '양허와 혈허'가 겹쳐 있는 상태입니다.

다낭성 탈모는 '음허와 혈허'가 겹쳐 있는 상태입니다.

이 외에도 지루성 탈모, 갑상선 탈모, 항암 탈모, 영양결핍성 탈모
등 질환에 따른 탈모가 있습니다.

다양한 원인과 기전에 의해서 발생하는 탈모

남성형 탈모, 여성형 탈모, 소아성 탈모, 장년성 탈모, 노년성 탈
모, 질환별 탈모의 원인과 기전에 대한 정확한 이해와 치료만이
'탈모로부터의 탈출'을 도와드릴 수 있습니다.

탈모의 원인과 기전이 다양하게 작용하여 남성형 탈모, 여성형 탈
모의 성별 탈모에 차이를 보이며, 소아성 탈모, 장년성 탈모, 노년
성 탈모의 연령별 탈모에 차이를 보이게 됩니다.

물론 이외에도 특정질환에 따른 탈모는 특정질환의 원인과 기전

에 따른 차이를 보이게 됩니다.

남성형 탈모와 여성형 탈모의 가장 큰 차이점은 성별 호르몬시스템의 차이에 따른 탈모 형태의 변화입니다.

남성 M자형 탈모와 남성 O자형 탈모의 원인과 기전도 다르며, 여성 산후 탈모와 여성 갱년기 탈모의 원인과 기전도 다릅니다. 더불어 소아성 탈모와 장년성 탈모, 노년성 탈모의 원인과 기전도 다릅니다.

따라서 탈모의 유형과 원인, 기전에 따른 정확한 이해와 치료만이 '탈모의 절망'을 '발모의 희망'으로 전환시켜 드릴 수 있습니다.

남성형 탈모는,

앞이마 머리카락부터 탈모가 시작되는 남성 M자형 탈모,

정수리 머리카락부터 탈모가 시작되는 남성 O자형 탈모,

앞이마 머리카락부터 점차적으로 진행되어 전체 탈모가 이루어지는 남성 MU자형 탈모,

정수리 머리카락부터 점차적으로 진행되어 전체 탈모가 이루어지는 남성 OU자형 탈모 등이 있습니다.

여성형 탈모는,

다낭성 질환으로 발생하는 여성 다낭성 난소증후군 탈모,

임신과 출산 과정에 발생하는 여성 산후 탈모,

갱년기와 노화에 관련한 여성 갱년기 탈모 등이 있습니다.

질환별 탈모는,

갑상선질환에서 비롯되는 갑성선 탈모,

지루성질환에서 비롯되는 지루성 탈모,

영양결핍에서 비롯되는 영양결핍성 탈모,

빈혈에서 비롯되는 빈혈 탈모,

항암치료로 비롯되는 항암 탈모 등이 있습니다.

물론 이 외에도 원형 탈모가 있습니다.

이러한 탈모 중 가장 어려운 탈모부터 순차적으로 나열하여 보면 다음과 같습니다.

남성 MU자형 탈모 > 남성 M자형 탈모 > 남성 OU자형 탈모 > 남성 O자형 탈모 > 여성 갱년기 탈모 > 질환별 탈모 > 원형 탈모 일부 > 여성 산후 탈모

05

탈모의 치료

──────── 공간과 시간의 근원적 앎을 위해서 '고전역학과 양자역학의 관계'에 대한 탐구가 필요하듯, 탈모의 근원적 치료를 위해서는 '고전유전학과 후성유전학의 관계'에 대한 이해가 필요할 듯합니다.

고전역학과 양자역학은 서로 다른 영역에서의 물리학적 이론입니다.

마찬가지로, 고전유전학과 후성유전학은 서로 다른 영역에서의 유전학적 이론입니다.

고전역학과 양자역학적 차이만큼이나 고전유전학과 후성유전학적 차이를 이해하여야 합니다.

고전유전학은 세대 간의 유전에 대한 연구이며, 후성유전학은 비록 동일 유전인자를 가지고 있더라도 발현 여부를 결정하는 것은 후천적 환경임을 알려주는 유전학적 이론입니다.

'기존 탈모 치료'와 고전유전학

탈모 경력 30년!

다른 사람들에 비해서 조금 빠른 10대 후반부터 서서히 조짐을 보이기 시작한 탈모!

숱한 격정의 감정들을 겪고 도달한 '어찌할 수 없음'의 경지에서조차 외모에 대한 사회적 편견은 숱한 마음의 생채기를 남기기도 했습니다.

그러기에 '탈모인들의 공포감'에 대해서는 누구보다 잘 알고 있습니다.

그러한 공포감에 휩싸인 탈모인들은 한 올 한 올 소중한 머리카락이 더 빠져서 영원히 돌아올 수 없을 것 같은 두려움을 자아내는 '쉐딩현상'과, 기존 탈모 경구용 약물을 복용하면 머리카락의 덜 빠짐은 느끼지만 '간 기능 약화'라든가, 공식적인 논문상으로는 소수의 사람에게만 해당한다고 알려져 있지만 유독 본인에게만 강하게 작용하는 듯했던 '성적 능력 저하' 같은 좋지 않은 영향이 있음에도 불구하고 처치를 받을 수밖에 없는 절박함을 압니다. 그러한 치료 외에는 다른 선택의 여지가 없었기에 더욱 그러하셨음을 누구보다 잘 압니다.

〜〜 '기존 탈모 치료'의 장점과 단점

기존 의료에서는 남성형 탈모와 여성형 탈모의 대중적 치료를 위해 외용제인 미녹시딜 등과 경구용 약물인 피나스테리드, 두타스테리드 등 외에도 모발 이식술 등이 이용되고 있습니다.

원형 탈모의 대중적 치료를 위해 국소나 전신 스테로이드 제제가 추천되며, 더 진행되는 경우에는 면역요법 등이 사용됩니다.

휴지기 탈모증은 탈모의 원인이 제거되면 모발이 거의 회복되는 것으로 알려져 있기에 무엇보다도 휴지기 탈모의 원인을 치료하는 것이 중요하다고 알려져 있습니다.

'기존 탈모 치료' 중 증상 완화 효과만이라도 발휘하는 놀라운 처치법은 다음과 같습니다.

피나스테리드Finasteride

피나스테리드는 남성호르몬인 안드로겐을 억제하는 약물로 알려져 있습니다. 남성호르몬에 의해서 모발이 빠지는 남성형 탈모증인 안드로겐 탈모증은 남성호르몬인 안드로겐 중 테스토스테론이 5-알파환원효소에 의해 디하이드로테스토스테론DHT이라는 호르몬으로 전환되는 과정에서 발생하게 됩니다. 테스토스테론이 전환된 디하이드로테스토스테론DHT은 모낭을 축소시키고 전립선을 성장시킵니다.

즉, 피나스테리드는 테스토스테론을 디하이드로테스토스테론DHT으로 전환시키는 5-알파환원효소 2형을 억제함으로써 디하이드로테스토스테론DHT의 생성을 감소시킵니다.

효과 지속시간 | 피나스테리드 복용을 중단하면 디하이드로테스토스테론DHT은 14일 내에 정상 수치로 돌아온다고 알려져 있으며, 남성형 탈모 환자의 증가되었던 머리카락 수가 12개월 내에 피나스테리드 복용 전의 상태로 돌아가는 것으로 밝혀져 있습니다.

용법 | 피나스테리드는 전립선질환이 아닌 남성형 탈모증 치료에 사용될 경우 1일 1회 1mg을 경구 투여합니다. 일반적으로 3개월 이상 피나스테리드를 복용해야 효과를 볼 수 있는 것으로 알려져 있으며, 효과 유지를 위해 지속적으로 복용해야 하는 것으로 추천되고 있습니다.

남성형 탈모증에 사용될 경우 성인 남성에게만 사용될 수 있으며, 소아나 여성에서는 사용될 수 없습니다. 임신한 여성이 피나스테리드에 노출될 경우 남자 태아의 외부생식기 발달에 이상이 발생할 가능성이 있으므로 임신 가능성이 있는 여성의 경우에는 피나스테리드 성분이 함유된 약물과의 접촉을 피해야 하는 것으로 알려져 있습니다.

주의사항 | 피나스테리드는 간 기능에 이상이 있는 경우 신중히 사용되어야 한다는 것이 주의사항입니다.

피나스테리드 복용 중에 일부의 환자에서 사정액 감소, 발기부전, 성적 욕구 감퇴 등이 발생할 수 있는 것으로 보고되어 있습니다.

두타스테리드Dutasteride

두타스테리드는 남성호르몬인 안드로겐을 억제하는 약물로 알려져 있습니다. 남성호르몬에 의해서 모발이 빠지는 남성형 탈모증인 안드로겐 탈모증은 남성호르몬인 안드로겐 중 테스토스테론이 5-알파환원효소에 의해 디하이드로테스토스테론DHT이라는 호르몬으로 전환되는 과정에서 발생하게 됩니다. 테스토스테론이 전환된 디하이드로테스토스테론DHT은 모낭을 축소시키고 전립선을 성장시킵니다.

즉, 두타스테리드는 테스토스테론을 디하이드로테스토스테론DHT으로 전환시키는 5-알파환원효소 1, 2형을 억제함으로써 디하이드로테스토스테론DHT의 생성을 감소시킵니다.

두타스테리드는 피나스테리드와 약리작용이 비슷합니다. 다만, 피나스테리드는 5-알파환원효소의 2형만을 차단하는 반면 두타스테리드는 5-알파환원효소의 1, 2형을 모두 차단함으로써 피나스테리드보다 디하이드로테스토스테론DHT 농도를 더 감소시키는 것으로 알려져 있습니다.

효과 지속시간 | 두타스테리드 복용을 중단하면 디하이드로테스토스테론DHT은 14일 내에 정상 수치로 돌아오는 알려져 있으며, 남성형 탈모 환자의 증가되었던 머리카락 수가 12개월 내에 두타스테리드 복용 전의 상태로 돌아가는 것으로 밝혀져 있습니다.

용법 | 두타스테리드는 전립선질환이 아닌 남성형 탈모증 치료에 사용될 경우 1일 1회 1mg을 경구 투여합니다. 일반적으로 3개월 이상 두타스테리드를 복용해야 효과를 볼 수 있는 것으로 알려져 있으며, 효과 유지를 위해 지속적으로 복용해야 하는 것으로 추천되고 있습니다.

남성형 탈모증에 사용될 경우 성인 남성에게만 사용될 수 있으며, 소아나 여성에서는 사용될 수 없습니다. 임신한 여성의 경우 두타스테리드에 노출되면 남자 태아의 외부생식기 발달에 이상이 발생할 가능성이 있으므로 임신 가능성이 있는 여성의 경우에는 두타스테리드 성분이 함유된 약물과의 접촉을 피해야 합니다.

주의사항 | 두타스테리드는 간 기능에 이상이 있는 경우 신중히 사용되어야 하는 것으로 알려져 있습니다. 두타스테리드 복용 중에 일부의 환자에서 사정액 감소, 발기부전, 성적 욕구 감퇴 등이 발생할 수 있다는 보고도 있습니다.

미녹시딜Minoxidil

미녹시딜은 원래 고혈압 치료제로 개발된 약물인데, 2~5% 농도의 외용제로 사용될 때 모발 생성을 촉진하는 작용이 발견되어 탈모 치료제로 사용되기 시작했습니다. 외용제로 사용될 경우에는 반드시 두피에만 사용해야 하며, 사용이 중지될 경우에는 다시금 탈모가 진행되는 것으로 알려져 있습니다.

미녹시딜은 세동맥을 확장시켜 고혈압을 낮추는 효과가 있어 혈관을 확장하여 두피의 모낭을 자극하고 모낭으로의 혈류를 증가시킴으로써 발모 효과가 나타나는 원리입니다.

발모의 효과는 서서히 나타나는데 2개월 이상을 꾸준하게 도포를 해야 합니다. 만약 중간에 미녹시딜의 사용이 중지된다면 3~4개월이 지나 치료 효과가 사라지는 것으로 알려져 있습니다.

미녹시딜은 남성형 탈모의 원인인 안드로겐 탈모증에 효과가 있습니다. 다만, 나이가 젊을수록, 탈모로 이환된 기간이 짧을수록, 탈모 부위가 적을수록 조금 더 효과적입니다.

미녹시딜의 도포요법은 일정 기간 동안 쉐딩현상이 발생할 수 있습니다. 다만 모낭 주변의 혈관을 확장시켜 모낭이 자극되고 혈류가 증가되기에 미녹시딜의 사용이 중지되면 그러한 효과는 사라지게 됨으로써 다시금 탈모가 지속화되는 것으로 이해하여야 합니다.

〃 '기존 탈모 치료'의 문제점

'기존 탈모 치료'의 가장 큰 문제점은 다음 3가지로 대별될 수 있을 것입니다.

첫째, 쉐딩현상입니다.

둘째, 간 기능 약화입니다.

셋째, 성적 능력 저하입니다.

남성호르몬을 억제하는 약물로서 '성적 능력 저하'가 있을 수 있다는 점은 많이 알려진 사실입니다. 또 여성들이 복용할 경우에는

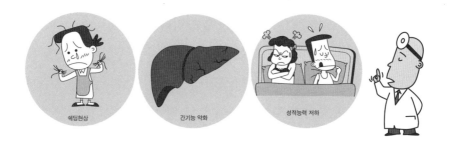

쉐딩현상   간기능 약화   성적능력 저하

임신 중 문제가 발생할 수 있어서 주의해야 합니다. 태아와 관련해 비록 남성에게는 큰 문제가 없다고 하지만, 과연 그럴지에 대한 답은 아마도 영원히 숙제로 남겨질 듯합니다.

탈모 치료의 핵심 주체는 바로 '나'입니다.

'기존 탈모 치료'는 5-알파환원효소가 덜 작용하도록 하는 조절약물을 사용함으로써 탈모를 지연시키거나, 발모를 유도하게 됩니다. 그러나 궁극적으로는 치료라고 하기는 어렵습니다.

왜냐하면 치료는 '스스로의 자율조절력이 스스로의 균형을 조절할 수 있도록 해 주어야 한다.'라는 전제를 충족시켜야 하는데 '기존 탈모 치료'는 그러하지 못하기 때문입니다.

이에 비해서 '헤라클·헤라 혁명'의 균형한약은 줄기세포를 분화시키고, 모유두를 활성화시키고, 모모세포를 증식화시킵니다. 또 기존의 탈모 치료와 달리 남성호르몬의 종류 중 하나인 테스토스테론과 더불어 DHT를 억제하는 것이 아니라 상대적으로 부족한 다른 쪽을 더 강화함으로써 우리 몸의 남성호르몬과 여성호르몬이 시기별, 상황별로 적절한 균형을 이룰 수 있도록 조절합니다. 따라서 남성과 여성의 성적 능력이 '헤라클환'이나 '헤라환' 복용으로 이전보다 더 향상됩니다.

'll 기존 탈모 치료'와 쉐딩현상

쉐딩현상은 휴지기의 모발이 빠지는 현상을 말합니다.
그렇다면 '쉐딩현상을 어떻게 이해해야 할까요?'

'쉐딩현상은 왜 일어날까요?'

예를 들어 미녹시딜의 경우 초기 3개월간은 '쉐딩현상'이 발생하는 것으로 알려져 있습니다.

왜 그런 현상이 일어날까요?

모발의 일생을 살펴보면 이해가 될 수 있습니다. 모발은 성장기, 퇴행기, 휴지기를 거치게 되는데, 휴지기의 머리카락은 대략적으로 두피 내에 머물면서 모유두와 연결이 끊어진 상태로 모모세포의 분열도 일어나지 않는 시기의 모발입니다. 즉, 모발이 단순히 모공에 꽂혀만 있는 상태입니다.

그런데 이때 약하게 발모 효과가 있는 미녹시딜을 사용하게 되면 일정 부분의 발모현상이 일어나 위쪽의 휴지기 머리카락을 밀어 올려 빨리 탈락하게 됩니다. 즉, 미녹시딜 등의 '쉐딩현상'은 '양모 효과'나 '육모 효과'가 없이 단지 '극히 일부분의 발모 효과' 작용으로 인해서 일어나는 현상으로 이해하면 됩니다.

여기서 '발모 효과의 극히 일부분 효과'라고 한 이유는 지속적인 발모 효과가 아닌 일시적인 혈관 확장으로 인한 아주 얇고 가는 연모 발생이기에 그렇게 표현할 수 있습니다.

물론 '극히 일부분의 발모 효과'만이라도 있어서 '쉐딩현상'이 일어나는 것도 아주 놀라운 효과입니다. 왜냐하면 비록 지속적인 발모는 아니지만 어려운 발모의 과정이 일어난다는 사실만으로도 대단합니다.

그러나 대부분의 기존 치료는 '극히 일부분의 발모 효과'도 없이 '쉐딩현상'만 일어나는 경우가 많습니다.

이렇게 '극히 일부분의 발모 효과'조차도 놀라운 일인데, 지속적이고 안정적인 '발모 효과' 뿐만 아니라 '육모 효과', '양모 효과'가 '혜라클·혜라 혁명'에서는 이루어집니다. 따라서 '혜라클·혜라 혁명'에는 쉐딩현상이 없습니다.

즉, '혜라클·혜라 혁명'은 복용하자마자 바로 '양모 효과'로 인해서 이전보다 머리카락의 빠짐이 덜하고, '육모 효과'로 이전보다 머리카락의 자람이 더 좋으며, '발모 효과'로 이전보다 머리카락이 더 나오기 때문에 쉐딩현상은 일어날 수가 없습니다.

이 말은 만약 새로운 치료에서 '양모 효과'와 '육모 효과', '발모 효과'가 동시에 일어난다면 '쉐딩현상'은 없다는 의미이기도 합니다. 결론적으로 기존 치료에서의 '쉐딩현상'을 크게 두 가지 측면에서 이해해야 합니다.

첫째, 미녹시딜처럼 '극히 일부분의 발모 효과'로 인한 조금이나마 **궁정적인 '쉐딩현상'입니다.**

둘째, '발모 효과'는 전혀 없이 남아있는 휴지기의 머리카락을 더 **빨리 탈락시키는 부정적인 '쉐딩현상'입니다.**

여러분은 탈모로 한 올 한 올 빠진 안타까운 머리카락이 다시 날지 안 날지 불안한 상태에서 쉐딩현상을 인내하실 수 있으십니까?

'기존 탈모 치료'와 간 기능 약화

'기존 탈모 치료'는 탈모의 대중적 효과에도 불구하고 여러 가지 문제점들을 야기하고 있습니다. 탈모가 아닌 다른 난치성 질환으로 내원하는 사람들 중에 기존 탈모 치료의 경구용 약물을 복용 중인 분도 있습니다. 이럴 경우 간기능 수치 검사로 간기능 여부를 확인하면 대부분 간수치가 높게 나옵니다.

탈모의 두려움으로 20대 초반부터 기존 약물을 상시적으로 복용하는 사람도 많습니다. 탈모의 많은 원인 중 하나의 기전인 테스토스테론이 5-알파환원효소에 의해 변화된 디하이드로테스토스테론DHT의 모낭 공격을 억제하기 위해 5-알파환원효소 억제제인 피나스테리드, 두타스테리드를 복용하는 경우도 많습니다. 하지만 이럴 경우 간수치에 영향을 미칠 수도 있습니다.

이러한 문제점은 탈모의 여러 기전 중 하나인 디하이드로테스토스테론DHT으로의 전환효소를 억제시키기 위한 약물이 만들어내는 결과물일 테지만, 그럼에도 불구하고 '탈모의 공포감'을 그나마 줄여줄 수 있기에 기꺼이 감내하는 경우도 많은 것이 현실입니다.

즉, '탈모의 공포감'이 '기존 치료 약물의 문제점이 주는 두려움'보다 크기에 여러 가지 부작용에도 불구하고 기존 약물을 복용할 수밖에 없었을 것입니다. '탈모의 좌절감'을 이미 경험해 본 필자로서는 십분 이해하고도 남음이 있습니다.

그러나 경구용 약물의 부작용을 고려한다면 보다 신중한 접근이 필요할 듯합니다.

〜〜〜 '기존 탈모 치료'와 성적 능력 저하

'기존 탈모 치료'는 일부의 탈모 억제 효과에도 불구하고 쉐딩현상, 간 기능 약화 외에도 성적 능력 저하가 있을 수 있습니다. 남성형 탈모 중에서 특히 남성 O자형 탈모를 대중적으로 억제하는 대표적인 3가지 약물이 있습니다.

첫째, 외용제로서 '혈관확장제'이며,

둘째, 5-알파환원효소 중 2타입을 억제하는 효소억제 약물이며,

셋째, 5-알파환원효소 중 1, 2타입을 동시에 억제할 수 있는 효소억제 약물입니다.

외용제는 경구용이 아니기에 '간기능 저하'가 없지만 '쉐딩현상'이 있으며, 경구용 약물인 효소억제 약물은 '간기능 약화'와 더불어 '성적 능력 저하'가 있다고 보고되고 있습니다.

모발 이식 시술의 머리카락 총량 감소

최후의 수단으로 여겨지는 모발 이식은 모발 숫자상으로는 총량 불변이라고 생각할 수도 있으나 이식된 모발의 생착 성공률에 따라 모발 숫자가 오히려 줄어들 수도 있습니다.

일반적으로 머리카락 수는 대략 10만 개 정도인 것으로 알려져 있습니다.

하루에 50~100개 내외의 머리카락이 탈락하고 새로운 머리카락이 생겨남으로써 외형적으로는 비슷하게 보입니다. 만약 탈락되는 모발의 수보다 발생되는 모발의 수가 적어진다면 점점 탈모가 진행되는 것입니다.

그렇게 '민머리'를 향해 나아갈 때 여러 가지 숱한 시도를 해 보지

만 다른 치료에서 효과적이지 않을 때 탈모인들의 최종적인 선택 중 하나가 아마도 모발 이식일 것입니다.

그런데 현재의 모발 이식은 다른 부위, 특히 뒷머리카락이나 옆머리카락을 옮겨 심는 방법입니다. 그러다 보니 두피 내의 머리카락 개수에는 별다른 변화가 없습니다. 오히려 이식하는 과정에서 모낭이 안착하지 못하는 경우가 많으니 두피 내 머리카락 개수의 총량은 줄어들 수도 있습니다.

이렇게 머리카락 숫자가 줄어듦에도 불구하고 탈모인들이 선택할 수 있는 최후의 수단으로 모발 이식을 생각하는 것은 '기존 탈모 치료'의 한계점이 분명하기 때문입니다. 즉, '외과적 시술이나 수술이 아닌 내과적 처치로는 기존 탈모 치료의 한계가 뚜렷하다.'라는 방증일 수도 있습니다.

'헤라클·헤라 혁명'과 후성유전학

탈모가 만약 전적으로 유전에만 의존하여 발생하고 진행된다면 예정된 소인의 유전자로 따라가야 할까요?

'우리 몸에 기록된 유전정보에 따라 예정된 길을 갑니다.'라는 고전유전학에 따른다면 탈모는 예정된 길일 것입니다.

그러나 '우리 몸에 기록된 유전정보가 있다고 하더라도 발현시킬 수 있는 인자가 없다면 예정된 길을 가지 않을 수도 있습니다.'라는 후성유전학에 따른다면 탈모는 예정된 길이 아닐 수도 있습니다.

아버지, 어머니 중에 탈모 환자가 안 계신다면,

할아버지, 할머니 중에 탈모 환자가 안 계신다면,

증조부, 증조모 중에 탈모 환자가 안 계신다면,

고조부, 고조모 중에 탈모 환자가 안 계신다면,

5대부, 5대모 중에 탈모 환자가 안 계신다면,

6대부, 6대모 중에 탈모 환자가 안 계신다면,

그 윗세대로 계속 올라간다고 가정한다면 과연 탈모 환자가 안 계실까요? 결론적으로 우리는 모두 탈모의 유전자를 가지고 있습니다. 더구나 현재 우리나라 5천만 인구 중 1천만의 탈모 고민 환자가 있다는 통계자료가 있습니다.

그러면 우리는 모두 예정된 탈모의 길을 가야 할까요?

조금 더 과장해서 모든 사람들이 탈모의 길로 갈까요?

그렇지 않습니다. 비록 선천적으로 탈모 유전자를 가지고 있다고 하더라도 후천적으로 '탈모의 촉발인자'를 '발모의 촉발인자'로 바꾸어주면 탈모를 극복할 수 있습니다.

남성형 탈모에 대한 '기존 탈모 치료'의 잘못된 이해

남성형 탈모에 대한 '기존 탈모 치료'의 인식에는 한계를 지닐 수밖에 없습니다.

'남성형 탈모는 1단계의 앞이마 M자형에서 시작하여서 2단계의 정수리 O자형으로 진행하게 되며, 조금 더 악화된 경우에는 U자형이 됩니다.'라는 '기존 탈모 치료'의 인식은 잘못된 내용입니다.

남성형 탈모에는 몇 가지 유형이 있습니다.

남성 M자형 탈모는 앞이마에서 시작하는 유형입니다.

남성 O자형 탈모는 정수리에서 시작하는 유형입니다.

이를 동일한 남성형 탈모로 이해하면 안 됩니다.

남성형 M자형 탈모는 '혈허'에 '음허'가 겹쳐져 있는 탈모이며, 남성형 O자형 탈모는 '혈허'에 '양허'가 겹쳐져 있는 탈모이기에 원인과 기전이 다른 탈모입니다. 따라서 다른 치료법으로 접근해야 합니다.

휴지기 탈모에 대한 '기존 탈모 치료'의 잘못된 이해

'휴지기 탈모'라는 명칭은 잘못된 것입니다. '휴지기 탈모'라고 하면 '휴지기'라는 시간적인 개념으로 탈모를 판단한다는 의미가 됩니다. 그렇다면 모발의 생장주기에는 '성장기와 퇴행기'도 있기에 '성장기 탈모' 혹은 '퇴행기 탈모'도 탈모의 유형으로 규정되어야 하는데 '성장기 탈모'나 '퇴행기 탈모'는 있을 수가 없습니다. 따라서 '휴지기 탈모'라는 용어도 따로 성립될 수 없습니다.

왜냐하면 탈모가 되기 위해서는 몇 가지 기전 및 과정을 거치게 되는데, 모발의 생장 주기상에서는 당연히 '휴지기'에서 탈모가 발생하게 됩니다. 즉, 탈모가 되기 위해서는 반드시 '휴지기'를 거치게 되기 때문에 '휴지기 탈모'라는 용어는 잘못된 표현입니다.

만약 '휴지기'의 비율이 높아진 탈모라는 의미에서 '휴지기 탈모'라는 용어를 사용한다고 하더라도 상대적으로 높아진 '휴지기'의 비율적 탈모는 모든 탈모에 적용되는 기전이기 때문에 따로 '휴지기 탈모'라고 규정할 필요가 없습니다.

탈모를 구분할 때,

성별로 구분하자면 남성형 탈모, 여성형 탈모로,

형태별로 구분하자면 앞이마 탈모인 M자형 탈모, 정수리 탈모인 O자형 탈모, 이마 경계선이 뒤로 밀리는 U자형 탈모, 원형탈모로,

시기별로 구분하자면 유아성 탈모, 산후 탈모, 갱년기 탈모, 노인성 탈모로,

질환별로 구분하자면 갑상선 탈모, 다낭성 탈모, 지루성 탈모, 영양결핍성 탈모, 항암 탈모, 빈혈 탈모 등으로 구분될 수 있기에 '휴지기 탈모'라고 따로 규정할 필요가 없습니다. 따라서 '휴지기 탈모'는 잘못된 탈모 용어입니다.

탈모의 근원치료와 대증치료

질병을 완화시키거나 낫게 하는 것을 '치료'라고 한다면, 치료는 크게 두 가지 측면에서 이해될 수 있을 것입니다.

하나는, 증상의 완화를 목표로 하는 '대증치료'이며,

또 다른 하나는, 질병의 원인을 제거하거나 기전을 변화시키는 '근원치료'입니다.

이러한 개념적 이해에 탈모와 관련한 치료를 대입하여 보겠습니다.

'정상적으로 모발이 존재해야 할 부위에 모발이 없는 상태'를 '탈

모'라고 정의한다면, '탈모치료'는 '정상적으로 모발이 존재해야 할 부위에 모발이 없는 상태를 모발이 있도록 완화하거나 낫게 하는 것'이라고 정의할 수 있습니다.

탈모 치료의 '대중치료'적 측면에서 살펴보면, 어떠한 방법과 수단을 활용하든지 '정상적으로 모발이 존재해야 할 부위에 모발이 있도록 하면 된다.'로 규정할 수 있습니다.

탈모 치료의 '근원치료'적 측면에서 살펴보면, '정상적으로 모발이 존재해야 할 부위에 모발이 있도록 하되, 정상적으로 모발이 존재해야 할 부위에 모발이 없는 상태로 변화된 원인과 기전을 치료하여야 한다.'라고 규정할 수 있습니다.

'헤라클·헤라 혁명'은 정상적으로 모발이 존재해야 할 부위에 모발이 없는 상태를 모발이 존재하는 상태로 변화시키면서 모발이 없는 상태가 될 수밖에 없었던 원인과 기전을 변화시키기에 '근원치료'에 해당합니다.

따라서 '기존 탈모 치료'는 '탈모의 대중적 치료'를 의미하며, '헤라클·헤라 혁명'은 '탈모의 근원적 치료'를 의미합니다.

탈모를 치료하기 위해서 몸과 마음의 모든 측면을 완벽하게 치료하여야 하는 것은 아닙니다. 우리가 치료에 있어 착각하는 많은 것들 중에 하나가 '완벽한 식습관, 정신습관 등을 갖추면 완벽한 건강상태가 유지될 것'이라는 생각입니다.

그러나 애초에 우리는 완벽한 식습관을 알지 못합니다. 비록 안다고 하더라도 완벽한 식습관을 실천할 수도 없습니다. 더구나 식습관은 어느 정도 조절이 가능하다고 하더라도 마음은 하루에도 3,600번의 변화가 있다고 하는데 과연 완벽한 정신습관을 가진다는 것이 가능할까요?

그리고 세계인의 1/5 인구가 탈모를 겪고 있다고 가정한다면, '탈모를 겪지 않는 4/5의 인구는 완벽한 식습관과 정신습관을 갖고 있기에 탈모가 없다.'라는 가설이 성립되는데 그럴 수는 없습니다. 즉, 완벽하지 않은 식습관과 정신습관을 가지고 있어도 탈모가 아닌 경우가 더 많고, 오히려 완벽한 식습관과 정신습관을 유지하려고 노력하고 있는 많은 사람들에게 급격한 탈모가 진행되는 경우도 너무 흔합니다.

따라서 '건강한 식습관과 정신습관'에 대한 지나친 집착은 하지 않는 것이 탈모 치료에 도움이 될 수 있습니다.

결론적으로 '탈모의 근원치료'를 위해서는 탈모의 정확한 원인과 기전을 이해하고, 탈모의 원인과 기전을 정확하게 근본적으로 치료할 수 있는 방법과 수단을 강구하는 것이 더 중요합니다.

'기존 탈모 치료'와 다른 '헤라클·헤라 혁명'

'헤라클·헤라 혁명'은 3가지 특성이 있습니다.

첫째, '기존 탈모 치료'와 달리 쉐딩현상이 없습니다.
둘째, '기존 탈모 치료'와 달리 간 기능이 좋아집니다.
셋째, '기존 탈모 치료'와 달리 성적 능력이 향상됩니다.

탈모는 여러 다른 질환과 달리 대중적인 치료만이라도 가능하다면 그 대중적인 대응만으로도 의미가 있을 정도로 탈모인들이 가지는 외모로 인한 심리적인 고통이 심하며, 치료가 어려운 질환입니다.

그래서 여태까지 비록 '기존 탈모 치료'에 쉐딩현상이 있고, 간 기능이 약화되고, 성적 능력이 저하된다 해도 어쩔 수 없는 선택으로 '기존 탈모 치료'를 행할 수밖에 없었습니다.

이제는 '기존 탈모 치료'와 달리 쉐딩현상이 없고, 간 기능이 좋아지고, 성적 능력이 향상되는 '헤라클·헤라 혁명'이 도와드립니다.

⚗ 모든 범주의 탈모에서 공통적 일어나는 2가지 특징

탈모 과정에서 공통으로 일어나는 2가지 특징적인 과정이 있습니다.

첫째, 모발의 생장주기 중 성장기가 짧아지고 휴지기가 길어집니다.

둘째, 모발의 형태학적 측면에서 모낭의 축소가 이루어집니다.

모발은 성장기, 퇴행기, 휴지기를 거쳐 다시금 새로운 모발의 형성이 이루어집니다. 모발은 생장주기 중 80~90%에 해당하는 기간인 성장기를 거쳐, 대략 1% 내외의 기간인 퇴행기를 거치며, 10~20% 내외의 기간인 휴지기를 거치게 됩니다.

그런데 모발이 탈락하는 과정에서 '성장기의 기간이 짧아지고, 휴지기의 기간이 길어지게 됨'으로써 모발 전체로서는 생성보다는 탈락하는 모발수가 많아지게 되며 서서히 탈모인으로 진행됩니다.

또한 모발은 구조적으로 모발을 구성하는 세포의 수가 일정하여야 풍성한 모발의 상태를 유지할 수 있습니다. 그런데 만약 어떠한 원인에 의해서 모발 탈락이 이루어지는 경우에는 '모낭의 축소'라는 형태적 변화를 겪게 됩니다. 즉, 모발의 탈락 과정 중에는 '성장기가 짧아지고, 휴지기가 길어지는 기능적 측면'과 '모발의 세포수 감소로 인한 모낭의 축소라는 구조적 측면'이 동시에 이루어지게 됩니다.

탈모의 과정 중 성장기의 짧아짐과 휴지기의 길어짐

탈모가 되기 위해서는 성장기의 모발은 줄어들고, 휴지기의 모발은 늘어나야 합니다. 모발의 생장주기에는 성장기, 퇴행기, 휴지기가 있습니다. 탈모가 되기 위해서는 휴지기로의 진행이 있으며, 하루에 50~100개의 모발 탈락은 자연스럽게 이루어지게 됩니다.

그런데 '하루에 100개 이상 모발의 탈락이 있어 탈모가 이루어진다.'는 의미는 '성장기나 퇴행기에 있어야 할 모발이 휴지기로 빨리 진행된다.'는 것입니다.

이를 조금 더 구체적인 기전으로 살펴보면, '모유두와 연결된 모모세포의 증식이 이루어지는 성장기가 짧아지고, 모유두와 단절된 모모세포가 더 이상 증식하지 않는 휴지기가 길어진다.'는 의미입니다.

탈모의 과정 중 모낭의 위축현상

탈모는 어떠한 원인에 의해서 모발의 탈락이 점점 더 심해지는 현상입니다. 그러한 과정 중에 모낭의 변화를 보면 모낭이 점점 더 위축되어 감을 볼 수 있습니다. 그렇다면 모낭의 위축은 왜 일어날까요?

첫째, 줄기세포의 수가 줄어들기 때문입니다.

둘째, 모유두세포의 비활성화 때문입니다.

셋째, 모모세포의 비증식화 때문입니다.

이렇게 모낭의 구체적인 변화가 진행됨으로써 모낭의 위축이 발생하게 되고, 더불어 모발의 탈락이라는 과정이 진행됩니다.

'헤라클·헤라 혁명'의 유형별, 원인별, 기전별 탈모 치료

탈모는 유형별 원인과 기전이 다르기에 각기 다른 치료를 하여야 합니다.

탈모에는 다양한 유형이 있습니다. 크게 남성형 탈모와 여성형 탈모로 나눌 수 있으며, 그 외에도 질환별 탈모와 원형 탈모 등으로 구분될 수 있습니다.

이렇듯 다양한 유형의 탈모가 있고, 탈모 유형에 따라 다른 치료가 진행되어야 합니다.

'기존 탈모 치료'에서는 5-알파환원효소에 의한 테스토스테론의 디하이드로테스토스테론DHT을 가장 큰 원인으로 주목합니다. 그러나 이는 남성형 탈모 중 O자형 탈모 및 OU자형 탈모 즉, 정수리 탈모의 원인과 기전에 주로 해당할 뿐입니다.

즉, 탈모의 원인으로 가장 크게 지목되고 있는 디하이드로테스토스테론DHT이 남성 M자형 탈모, 남성 MU자형 탈모, 여성형 탈모, 여성 산후 탈모, 여성 갱년기 탈모 및 질환별 탈모, 원형 탈모 등의 원인과 기전에는 크게 관여하지 않는 것으로 여겨집니다.

근본적인 탈모 치료를 위해서는 일부의 탈모가 아닌 모든 탈모 유형의 공통적인 원인과 기전에 대한 이해가 우선되어야 합니다. 따라서 '헤라클·헤라 혁명'에서는 모든 유형의 탈모에 대해 공통적인 원인과 기전을 '혈허'로 보고 있습니다. 즉, '헤라클·헤라 혁명'에서는 '혈허'를 탈모의 기본 원인과 기전으로 보며, 개별적인 탈모 유형의 추가 원인과 추가 기전이 더해짐으로써 다양한 유형의 탈모가 진행된다고 봅니다.

결론적으로 탈모의 유형에 따른 원인과 기전이 서로 다르기에 근원적인 치료를 위해서는 원인과 기전에 대응하는 치료 또한 달라져야 합니다.

'헤라클·헤라 혁명'의 줄기세포, 모유두세포, 모모세포

'헤라클·헤라 혁명'은 줄기세포를 분화시키고, 모유두세포를 활성화시키며, 모모세포를 증식화시켜 머리카락이 덜 빠지게 하는 **'양모 효과'**를 보입니다.

'헤라클·헤라 혁명'은 줄기세포를 분화시키고, 모유두세포를 활성화시키며, 모모세포를 증식화시켜 머리카락이 잘 자라게 하는 **'육모 효과'**를 보입니다.

'헤라클·헤라 혁명'은 줄기세포를 분화시키고, 모유두세포를 활성화시키며, 모모세포를 증식화시켜 머리카락이 더 나오게 하는 '**발모 효과**'를 보입니다.

즉, '**헤라클·헤라 혁명**'은 잠자고 있는 줄기세포, 모유두세포, 모모세포를 깨워서 분화되고, 활성화되고, 증식화될 수 있도록 하여 '**양모 효과, 육모 효과, 발모 효과**'를 발휘합니다.

〰 '헤라클·헤라 혁명'과 '줄기세포'

줄기세포의 혁명이 진행되고 있습니다. 배아 줄기세포에서 출발하여 성체 줄기세포와 역분화를 거쳐 지금은 직접 교차 분화의 시기까지 온 상태입니다.

다만, 1세대 배아 줄기세포는 윤리적 문제로 한계가 있고,

2세대 성체 줄기세포는 변환되는 한계가 있고,

3세대 역분화 줄기세포는 테라토마의 한계가 있고,

4세대 직접 교차 분화는 다른 세포에 영향을 미치는 것이 한계로 지적되고 있습니다.

따라서 이러한 문제점을 해결하기 위한 전제조건은,

첫째, 손상된 세포를 최대한 빨리 재생시켜야 합니다.

둘째, 몸 밖에서 조작할 때는 여러 가지 위험성이 높아집니다.

셋째, 생체 내에서 직접 교차 분화를 일으키는 부분도 아직은 불완전한 편입니다.

그렇다면, 이러한 전제조건을 해결하기 위해서는,

첫째, 손상된 세포가 스스로 빨리 재생될 수 있도록 합니다.

둘째, 손상된 세포 주변 세포의 교차 분화를 유도합니다.

셋째, 손상된 세포와 동일한 기능을 하는 세포를 만들어 내도록 합니다.

이러한 역할을 하는 것이 '균형한의약'입니다. 특히 균형한약의 기능은 스스로의 균형력인 자생력을 키워 스스로 회복할 수 있는 힘을 돕습니다.

이러한 부분을 유전적 측면에서 이해한다면 자기복제능력이라고 볼 수 있습니다.

즉,

첫째, 손상을 최소화시켜 다시금 재생될 수 있도록 합니다.

둘째, 주변 세포가 손상을 최소화시키고 재생을 돕습니다.

셋째, 손상된 세포와 동일한 기능의 세포를 생산할 수 있도록 합니다.

식물, 동물, 광물의 정보를 이용해서 인간의 정보에 일어난 손상을 회복시킬 수 있는 것이 한약입니다. 물론 한약 이외에도 침, 뜸, 물리요법 등 다양한 한의술은 이러한 자기재생능력을 극대화하기 위함입니다.

그런데 여태까지의 한의학 재해석은 잘못된 패러다임의 재강요로 '실험실 내(in vitro)의 반응'에 대한 연구로 이루어지다 보니 원래 한의약적 패러다임인 자기재생능력을 확인할 수 없었습니다.

다행히 과학 기술의 발전으로 '실험실 내(in vitro)의 반응'이 '생체 내(in vivo)의 반응'과 다를 수 있음을 과감하게 인정함으로써 '생체 내(in vivo) 자기재생능력을 돕는 한의약'에 대한 관심사가 차츰 높아질 것으로 기대합니다.

〰 '헤라클·헤라 혁명'에서의 '줄기세포 분화'

우리 몸은 세포로 이루어져 있습니다. 세포의 특정한 모임이 조직을 결정하며, 기관을 이루고, 개체를 형성하게 됩니다.

머리카락도 세포로 구성되어 있으며, 머리카락이라는 조직이 결정되기 위해서는 세포가 결정되어야 합니다. 머리카락을 위한 기본 세포는 줄기세포입니다. 모낭의 벌지구역 내에 존재하는 줄기세포가 이동하여 다른 세포로 분화되어야 합니다. 모낭의 줄기세포 분화가 머리카락의 시작입니다.

줄기세포는 다양한 세포로 분화될 수 있으며, 그러한 다양한 세포로의 분화 중 머리카락 세포로 분화하기 위한 신호가 필요합니다. 물론 줄기세포의 생성과 소멸의 과정이 적절하게 이루어져야 함은 전제조건일 듯합니다.

따라서 모낭 내의 줄기세포 생성에 크게 문제가 없다면 줄기세포가 머리카락 생성을 위한 세포로 분화될 수 있도록 해야 합니다. **'헤라클·헤라 혁명'은 모낭 내의 줄기세포 생성을 원활하게 하고, 머리카락으로 결정될 수 있도록 줄기세포의 분화를 촉진합니다.**

✎ '헤라클·헤라 혁명'과 '모유두세포'

간엽조직의 모유두세포를 활성화시킬 수 있는 방법이 '발모'의 핵심 원리입니다.

일반적으로 남성형 탈모나 초기의 여성형 탈모는 남성호르몬, 특히 디하이드로테스토스테론DHT의 영향을 많이 받는다고 알려져 있습니다. 특히 디하이드로테스토스테론DHT은 모유두세포를 공격하여 모발이 생성되지 못하고 탈락되도록 유도한다고 알려져 있습니다.

여기서 탈모 억제 혹은 발모 유도를 위해서는,

첫째, 테스토스테론이 디하이드로테스토스테론DHT으로 변하는 것을 억제해야 합니다.

둘째, 디하이드로테스토스테론DHT이 모유두를 공격하는 숫자보다 모유두의 활성화 숫자가 더 많아지게 해야 합니다. 그러면 '탈모 억제' 혹은 '발모 유도'가 될 수 있습니다.

'헤라클·헤라 혁명'은 모유두세포를 활성화시켜 비록 디하이드로테스토스테론DHT의 공격을 받더라도 머리카락이 형성되면서 '발모, 육모, 양모'의 과정을 거쳐 건강한 머리카락을 가질 수 있도록 도와드립니다.

✎ '헤라클·헤라 혁명'에서의 '모유두세포 활성화'

탈모의 원인은 너무 다양합니다. 탈모의 여러 가지 원인 중 하나는 '모유두세포의 비활성화'입니다. 즉, 발모의 기전 중에서 제일 중요한 모유두세포가 활성화되지 못함으로써 더 이상의 육모라든지, 발모가 진행되지 않기에 성장기는 짧아지고, 상대적으로 휴지기는 길어지는 전형적인 탈모의 형태로 바뀌게 됩니다. 성장기와 퇴행기는 짧아지고, 휴지기가 길어지는 탈모 양상의 '양모, 육모, 발모' 과정이 진행됩니다.

따라서 탈모 치료를 위해서는 탈모의 시작인 비정상적인 '양모, 육모, 발모'의 과정을 정상화시켜야 합니다. 즉, '양모, 육모, 발모'의 핵심적인 기전인 비활성화된 모유두세포를 활성화시켜야 합니다.

'헤라클·헤라 혁명'은 비활성화된 모유두세포를 활성화함으로써

머리카락이 덜 빠지도록 하는 '양모 효과'를,

머리카락이 잘 자라도록 하는 '육모 효과'를,

머리카락이 더 나오도록 하는 '발모 효과'를 발휘하도록 도와드립니다.

'헤라클·헤라 혁명'은 '양모, 육모, 발모'의 핵심 기전인 모유두세포의 활성화를 촉진합니다.

〰️ '헤라클·헤라 혁명'에서의 '모모세포 증식화'

모모세포가 어떻게 증식하느냐에 따라서 '양모와 육모'가 달라지게 됩니다. '양모'는 모유두세포의 활성화가 중지된 상태인 휴지기에 모모세포가 마지막 단계로 이루어지는 증식과정입니다. 즉,

비록 휴지기 초기에는 영양의 공급이 이루어지지 않더라도 모모세포의 증식이 지속됨으로써 모발이 빠지지 않다가 휴지기 중기를 넘어 말기로 진행하면서 모모세포의 증식이 저하되고 서서히 모발이 가늘어지면서 빠지게 됩니다.

따라서 '양모'를 통해서 모발이 가늘어지지 않도록 하면 모발의 탈락을 최소화할 수 있습니다.

'육모'는 모유두세포의 활성화가 이루어지는 상태에서 성장기에 모모세포가 왕성하게 증식하거나 퇴행기에 모모세포가 일정부분 증식하는 과정입니다. 즉, 모유두세포에 영양이 공급되면서 모모세포의 증식이 동시에 이루어짐으로써 모발이 이전보다 잘 자라는 효과를 나타내게 됩니다.

'헤라클·헤라 혁명'은 이러한 모모세포의 증식을 도와 모발이 이전보다 덜 빠질 수 있도록 '양모'를 촉진하며, 모발이 이전보다 잘 자랄 수 있도록 '육모'를 촉진합니다.

'헤라클·헤라 혁명'으로 모모세포의 증식을 도와드립니다.

'헤라클·헤라 혁명'에서 모발의 '줄기세포, 모유두세포, 모모세포 활성화'

'탈모의 원인과 기전'에 대한 소견들은 참으로 다양합니다. 그것은 반증적으로 '탈모의 원인과 기전이 명확한 원인과 기전으로 설명되기 어렵다.'라는 의미이기도 합니다. 탈모가 가장 어려운 난치성 질환 중 하나가 될 수밖에 없는 이유이기도 합니다.

물론 남성 O자형 탈모 중 일부가 '기존 탈모 치료' 약물에 반응을 일으켜 외형상 탈모 방지에 도움을 주지만 이는 기전적 치료라기보다는 기전적 대응이라고 보면 됩니다.

그리고 일부에서나마 외형적으로 유지 효과를 보이는 '기존 탈모 치료'가 유의미한 의미가 없는 건 아니지만 '기존 탈모 치료'로 인한 간 기능 약화와 성적 능력 저하 등의 문제는 짚고 넘어가야 할 문제이기도 합니다.

이러한 일부의 기전적 대응 유지 효과에 지나지 않음과 그로 인한 여러 가지 문제점을 지니고 있는 '기존 탈모 치료'와 달리 '헤라클·헤라 혁명'은,

첫째, 모발의 줄기세포 분화를 도우며,

둘째, 모발의 모유두세포 활성화를 도우며,

셋째, 모발의 모모세포 증식화를 도울 수 있습니다.

즉, 근원적으로 탈모의 불균형 시스템을 조절할 수 있도록 치료해줌으로써 모발의 '양모 효과'와 더불어 '육모 효과', '발모 효과'가 나타날 수 있도록 도와드립니다.

'헤라클·헤라 혁명'은 '기존 탈모 치료'와 달리 탈모의 근원적인 치료로 줄기세포, 모유두세포, 모모세포의 활성화를 도와드립니다.

'헤라클·헤라 혁명'의 '양모, 육모, 발모'

'한 올 한 올 힘없이 빠지는 서러움'

'한 올 한 올 올라오는 솜털의 고마움'

'한 올 한 올 다시금 빠졌을 때의 절망'

'한 올 한 올 새롭게 올라올 때의 희열'

절망과 희열 사이에서 일희일비할 수밖에 없는 탈모인들의 비애입니다.

'헤라클·헤라 혁명'은 휴지기 3~6개월간의 기간이 더 오랫동안 유지되어 모발이 두피 내에 머무를 수 있도록 '양모 효과'가 발휘되어 덜 빠질 수 있도록 합니다.

'헤라클·헤라 혁명'은 성장기와 퇴행기에 모모세포의 증식이 더 잘 이루어질 수 있도록 도와 '육모 효과'가 발휘되어 잘 자랄 수 있도록 합니다.

'헤라클·헤라 혁명'은 줄기세포의 분화와 모유두세포의 활성화, 모모세포의 증식화를 도와 '발모 효과'가 발휘되어 더 많이 나올 수 있도록 합니다.

〰️ '헤라클·헤라 혁명'의 '양모 효과, 육모 효과, 발모 효과'

'헤라클·헤라 혁명'은,

'양모 효과'가 우선적으로 진행됩니다.

'육모 효과'가 그 다음으로 진행됩니다.

'발모 효과'가 그 다음으로 진행되면서 완전한 치료가 이루어지게 됩니다.

머리카락의 생장주기는 성장기, 퇴행기, 휴지기의 과정을 거치게 됩니다. 각각의 과정에 '헤라클·헤라 혁명'은 영향을 미칩니다.

첫째, 모유두와의 연결이 끊어진 상태에서 모모세포의 증식 또한 중지된 휴지기의 모발은 두피에 붙어 있는 양상입니다. '헤라클·헤라 혁명'으로 '양모 효과'를 도와줌으로써 휴지기의 기간이 길어져 탈락하는 모발의 수가 줄어듦을 확인할 수 있습니다.

둘째, 모유두와의 연결이 끊어진 상태지만 모모세포의 증식은 아직 이루어지고 있는 퇴행기의 모발은 길이 성장과 부피 성장이 마무리되는 상황입니다. '헤라클·헤라 혁명'으로 '육모 효과'를 도와줌으로써 퇴행기의 기간이 길어져 길이 성장과 부피 성장이 조금 더 지속될 수 있음을 확인할 수 있습니다.

셋째, 모유두와 연결되어 있으면서 모모세포의 증식이 이루어지고 있는 성장기의 모발은 발모와 육모, 양모가 동시에 진행되고 있는 상황입니다. '헤라클·헤라 혁명'으로 '발모 효과'를 도와줌으로써 성장기의 기간이 길어져 새롭게 발생하는 발모의 모발수가 늘어남을 확인할 수 있습니다.

결론적으로, 모낭 한 곳을 중심으로 살펴보면 발모-육모-양모의 순서로 진행되지만 '헤라클·헤라 혁명'에서 모발 전체를 중심으로 살펴보면,

모발 전체의 탈락하는 모발의 수가 줄어드는 '양모 효과'가 먼저 나타나고,

모발 전체의 길이가 길어지는 '육모 효과'가 그 다음으로 나타나며,

모발 전체의 수가 많아지는 '발모 효과'가 그 다음으로 나타나게 됩니다.

'헤라클·헤라 혁명'에서 건강한 '양모, 육모, 발모'

'머리카락이 덜 빠지는 양모 효과, 쉬울까요?'

쉽지 않습니다. 그래서 기존 탈모 치료 및 제품들이 '양모 효과'만이라도 발휘하기 위해서 아주 많은 연구를 진행하고 있습니다.

'머리카락이 잘 자라는 육모 효과, 쉬울까요?'

아주 어렵습니다. 그래서 기존 탈모 치료 및 제품들의 '육모 효과'는 거의 기대하기가 어려운 듯합니다.

'머리카락이 더 나오는 발모 효과, 쉬울까요?'

거의 불가능한 것으로 알려져 있습니다. 그래서 기존 탈모 치료 및 제품들의 '발모 효과'는 거의 불가능한 것으로 이해하면 됩니다.

그렇게 쉽지 않은 '양모 효과'를, 아주 어려운 '육모 효과'를, 거의 불가능한 '발모 효과'를 '헤라클·헤라 혁명'이 도와드립니다.

'양모'보다 어려운 '육모', '육모'보다 어려운 '발모'

'양모'보다 어려운 '육모', '육모'보다 더 어려워 거의 불가능한 '발모'를 도와드리는 '헤라클·헤라 혁명'입니다.

'기존 탈모 치료'의 대부분은 '양모'를 목표로 설정되어 있습니다. 왜냐하면 '양모'도 쉽지 않은 과정이지만, 일단 우선적으로 목표를 설정해야 할 1단계가 '양모'이기에 그렇게 설정되어져 있습니다. 이는 '이전보다 머리카락의 빠짐이 덜하다.'라는 표현으로 서술될 수 있는 효과입니다.

그런데 '양모'보다 더 어려운 것이 '육모'로, '이전보다 머리카락이 잘 자람'이라는 목표를 설정한다면 '기존 탈모 치료'는 거의 불가능한 상태로 한계에 봉착합니다.

그러한 '육모'보다 더 어려운 '발모'의 단계로 진행돼서 '이전보다 머리카락이 더 나옴'이라는 목표를 설정할 수 있는 치료가 '헤라클·헤라 혁명'입니다.

탈모 치료의 핵심 과정인 '발모, 육모, 양모'

'헤라클·헤라 혁명'은 모발의 '양모, 육모, 발모'를 근원적으로 도와드립니다.

'발모'

'육모'

'양모'

이 세 가지는 탈모 치료의 핵심 과정입니다.

'양모'는 기를 양, 털 모로 '털을 기르다.'는 의미가 됩니다. 그런데 이렇게 막연한 개념으로 접근하면 구체적인 현상을 일으킬 수 없습니다.

'양모'의 과정은 모발의 생장주기 중 휴지기 모발에 긍정적으로 작용하여 휴지기 기간을 늘려 모발의 탈락을 줄일 수 있습니다. 즉, '헤라클·헤라 혁명'의 '양모 효과'가 모발의 부피 성장을 늘릴 수 있도록 도와드립니다.

'육모'는 기를 육, 털 모로, '털을 기르다.'는 의미가 됩니다. 그런데 이렇게 막연한 개념으로 접근하면 구체적인 현상을 일으킬 수 없습니다.

'육모'의 과정은 모발의 생장주기 중 퇴행기 모발에 긍정적으로 작용하여 퇴행기 기간을 늘려 모모세포의 증식을 늘릴 수 있습니다. 즉, '헤라클·헤라 혁명'의 '육모 효과'가 모발의 길이 성장을 늘릴 수 있도록 도와드립니다.

'발모'는 피울 발, 털 모로 '털을 피우다.'는 의미가 됩니다. 그런데 이렇게 막연한 개념으로 접근하면 구체적인 현상을 일으킬 수 없습니다.

'발모'의 과정은 모발의 생장주기 중 성장기 모발에 긍정적으로 작용하여 성장기 기간을 늘려 모유두세포의 활성을 늘릴 수 있습니다. 즉, '헤라클·헤라 혁명'의 '발모 효과'가 모발의 개수 성장을 늘릴 수 있도록 도와드립니다.

한 올의 머리카락 기준이냐? 전체의 머리카락 기준이냐? 에 따른 '양모, 육모, 발모'

'발모, 육모, 양모'의 순서는 한 올 머리카락의 기준이며, 실제 두피 전체의 발모 과정에서는 '양모, 육모, 발모'의 순서로 진행됨을 이해해야 합니다.

'한 올 한 올의 머리카락 기준이냐?' 아니면 '두피 전체의 머리카락 기준이냐?'에 따라서 '발모, 육모, 양모'의 순서로, '양모, 육모, 발모'의 순서로 진행하는 과정이 달라집니다.

첫째, 한 올 한 올의 머리카락을 기준으로 잡자면,

당연히 머리카락이 한 올 올라오기 위한 '발모'가 먼저 진행되어야 하며, 이를 '성장기'와 견줄 수 있습니다.

다음으로는 '육모'가 진행되어야 하며, 이를 '퇴행기'와 견줄 수 있습니다.

그 다음으로는 '양모'가 신행되어야 하며, 이를 '휴지기'와 견줄 수 있습니다.

물론 인위적으로 모발의 생장주기와 한 번 맞추어 본다는 개념으로 접근할 경우입니다.

둘째, 두피 전체의 머리카락을 기준으로 잡자면,

당연히 두피 전체의 머리카락은 '양모'가 먼저 진행되어야 하며, 두피 전체의 머리카락이 덜 빠지게 됩니다.

다음으로는 두피 전체의 머리카락은 '육모'가 진행되어야 하며, 두피 전체의 머리카락이 잘 자라게 됩니다.

그 다음으로는 두피 전체의 머리카락은 '발모'가 진행되어야 하며, 두피 전체의 머리카락이 더 나오게 됩니다.

결론적으로, 한 올 한 올의 머리카락 입장에서는 '발모, 육모, 양모'의 순서로 진행합니다만 실제적으로 탈모 극복을 위한 발모 과정에서는 두피 전체의 머리카락 입장에서 이루어지는 '양모, 육모, 발모'의 순서로 진행될 수밖에 없음을 이해해야 합니다.

✧ '헤라클·헤라 혁명'의 '양모, 육모, 발모 효과'의 순서적 의미

'헤라클·헤라 혁명'은 순차적으로 효과를 발휘하게 됩니다.

'헤라클·헤라 혁명'의 첫 번째 단계는 '양모의 단계'로 휴지기의 모발이 윤기 있게 덜 빠지도록 만듭니다.

'헤라클·헤라 혁명'의 두 번째 단계는 '육모의 단계'로 성장기와 퇴행기의 모발이 굵게 잘 자라도록 만듭니다.

'헤라클·헤라 혁명'의 세 번째 단계는 '발모의 단계'로 모낭에서의 모발이 새롭게 더 나오도록 만듭니다.

✧ '헤라클·헤라 혁명'의 탈모 치료 과정

'헤라클·헤라 혁명'을 복용하면 우선적으로 '양모의 과정'이 이루어집니다. 즉, 이전보다 모발이 덜 빠집니다.

'헤라클·헤라 혁명'의 복용이 이어지면 그 다음으로는 '육모의 과정'이 이루어집니다. 즉, 이전보다 모발이 잘 자랍니다.

'헤라클·헤라 혁명'의 복용이 더 이어지면 그 다음으로는 '발모의 과정'이 이루어집니다. 즉, 이전보다 모발이 더 나옵니다.

이렇게 '헤라클·헤라 혁명'은 복용을 시작하자마자 바로 '양모의 과정'이 진행되며, 그 이후에는 '육모의 과정'이 진행되며, 그 이후에는 '발모의 과정'이 진행됩니다. 즉, 모발 하나하나에 대한 기전적인 작용 외에도 두피 전체의 모발에 대한 작용으로 **양모 효과 → 육모 효과 → 발모 효과** 순서대로 효과를 발휘하게 됩니다.

발모의 순서는 탈모의 순서와 반대라고 보면 됩니다. 탈모의 순서는 남성 MU자형 탈모, 남성 M자형 탈모, 남성 OU자형 탈모, 남성 O자형 탈모, 여성형 갱년기 탈모, 여성형 산후 탈모 등의 탈모 유형에 따라 차이가 있습니다.

앞이마 부근 모발이 먼저 빠지느냐?

가마 부근 모발이 먼저 빠지느냐?

가르마 부근 모발이 먼저 빠지느냐?

여기저기 산발적으로 모발이 먼저 빠지느냐?

여성형 탈모에서는 남성 M자형 탈모처럼 앞이마쪽 M자 부근의 탈모가 일어나기도 합니다.

여성 산후 탈모의 경우에는 산발적으로 한 움큼씩 머리카락이 빠진다고 말하기도 합니다.

원형 탈모의 경우에는 발생 위치가 특별히 정해져 있지 않고 산발적으로 발생합니다. 다만 주로 가마나 가르마 부근의 원형 탈모가 상대적으로 많습니다.

결론적으로,

탈모의 순차적인 순서에 따라 모발의 탈락이 이루어진다면,

발모의 순차적인 순서는 모발의 탈락 순서가 아닌 순서를 되짚어 가는 순서로 진행됩니다.

즉, 남성 M자형 탈모와 남성 MU자형 탈모와 같이 앞이마 모발부

터 탈모가 발생한 경우에는 앞이마 모발이 가장 최종적으로 발모됩니다.

남성 O자형 탈모와 남성 OU자형 탈모와 같이 가마 부근의 모발부터 탈모가 발생한 경우에는 가마 부근의 모발이 가장 최종적으로 발모됩니다.

다만, 두개골의 두상 형태에 따라서 탈모와 발모 양상에 개인적인 차이가 존재할 수 있습니다.

‘헤라클·헤라 혁명’이 새롭게 알아가는 탈모 순서와 발모 순서

‘헤라클·헤라 혁명’이 바라보는 남성형 탈모는 다릅니다.

‘기존 탈모 치료’에서는 남성형 탈모가 동일한 기전에서 동일한 순서로 발생한다고 보고 있습니다만, ‘헤라클·헤라 혁명’은 남성형 탈모에도 유형별 원인과 기전의 차이가 있음을 확인합니다.

‘헤라클·헤라 혁명’에서 바라보는 탈모의 순서는 유형별로 다음과 같습니다.

남성 MU형 탈모는 다음과 같이 순차적으로 이루어집니다.

앞이마 머리카락→정수리1 머리카락→정수리2 머리카락→가마 머리카락→주변머리 머리카락→앞머리 머리카락 순으로 탈모가 진행되며, 앞머리가 최종적으로 탈락하게 되면서 완벽한 U자형 탈모가 됩니다.

남성 OU형 탈모는 다음과 같이 순차적으로 이루어집니다.

가마 머리카락→정수리2 머리카락→정수리1 머리카락→앞이마

머리카락→주변머리 머리카락→앞머리 머리카락 순으로 탈모가
진행되며, 앞머리가 최종적으로 탈락하게 되면서 완벽한 U자형
탈모가 됩니다.

따라서 남성 MU형 탈모의 순서가 앞이마 머리카락→정수리1 머
리카락→정수리2 머리카락→가마 머리카락→주변머리 머리카락
→앞머리 머리카락 순으로 진행되므로, 남성 MU형 발모의 순서
는 앞머리 머리카락→주변머리 머리카락→가마 머리카락→정수
리2 머리카락→정수리1 머리카락→앞이마 머리카락 순으로 진행
됩니다.

따라서 남성 OU형 탈모의 순서가 가마 머리카락→정수리2 머리
카락→정수리1 머리카락→앞이마 머리카락→주변머리 머리카락
→앞머리 머리카락 순으로 진행되므로, 남성 OU형 발모의 순서
는 앞머리 머리카락→주변머리 머리카락→앞이마 머리카락→정
수리1 머리카락→정수리2 머리카락→가마 머리카락 순으로 진행
됩니다.

정리를 하자면,
앞이마 머리카락이 먼저 탈락하면 M자형 탈모,
가마 머리카락이 먼저 탈락하면 O자형 탈모,
정수리 머리카락이 탈락하고 옆 머리카락이 탈락하고, 최종적으
로 앞머리 머리카락이 탈락하면 U자형 탈모,
가르마 주변부의 머리카락이 먼저 탈락하면 여성형 탈모라고 이
해해도 무방합니다.

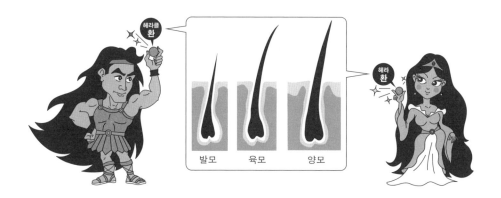

즉, 가르마와 주변 머리카락은 여성호르몬의 영향을, 가마 부근 머리카락은 남성호르몬 중 양기의 영향을, 앞이마 머리카락은 남성호르몬 중 음기의 영향을 받게 된다고 보면 됩니다.

따라서 '헤라클·헤라 혁명'은 '기존 탈모 치료'와 달리 남녀 성별 및 연령에 따른 신체 변화 등을 고려한 원인 및 기전의 근원적인 치료를 도와드립니다.

즉, 남성과 여성의 탈모 원인과 기전이 다르며, 청년과 장년, 노년의 탈모 원인과 기전이 다릅니다. 따라서 이에 가장 정확한 '헤라클·헤라 혁명'을 통해서 스스로의 조절력과 자율성을 키울 수 있도록 합니다.

'헤라클·헤라 혁명'의 '헤라클환·헤라환'

〰️ '헤라클환'의 의미는 '헤라클레스'에서 연유됩니다

'헤라클환'은 '헤라클레스환'의 줄임말입니다.

헤라클레스는 그리스 로마 신화에서 제우스의 아들로 최고의 영웅입니다.

헤라클레스는 힘세고 용기 있고 지혜로운 사내입니다.

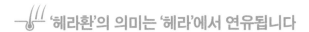

따라서 '헤라클환'은 '힘, 용기, 지혜, 사내다움'을 표상합니다.

즉, '헤라클환'으로 '탈모의 절망'에서

'발모의 희망'을 싹틔울 수 있도록,

헤라클레스와 같이 '강인한 힘을 지닌'

헤라클레스와 같이 '저돌적 용기를 지닌'

헤라클레스와 같이 '뛰어난 지혜로움을 지닌'

헤라클레스와 같이 '강력한 사내다움을 지닌'

남성으로 다시금 자신감을 가질 수 있도록 도와드립니다.

〰️ '헤라환'의 의미는 '헤라'에서 연유됩니다

'헤라환'은 '헤라'에서 연유된 말입니다.

헤라는 그리스 로마 신화의 12신 중 한 신으로 제우스의 정실 아내이자 헤라클레스의 어머니입니다. 헤라는 빼어난 미모, 결혼과 출산의 신입니다.

따라서 '헤라환'은 '결혼과 출산, 미모, 여성다움'을 표상합니다.

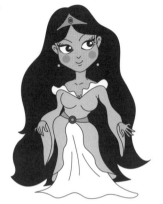

즉, '헤라환'으로 '탈모의 절망'에서 '발모의 희망'을 싹틔울 수 있도록,

헤라와 같이 '빼어난 미모를 지닌'

헤라와 같이 '결혼과 출산의 신성함을 지닌'

여성으로 다시금 자신감을 가질 수 있도록 도와드립니다.

'헤라클환·헤라환'이 '탈모의 절망'을 극복할 수 있도록 도와드립니다

'헤라클환·헤라환'이 '탈모의 절망'을 '발모의 희망'으로 바꾸어 드립니다.

탈모를 의심하는 의구심이 탈모를 확인하는 불안감으로, 점점 더 심해져가는 탈모를 예상하는 절망감으로 바뀌어 가는 경험을 해보셨습니까? 그 의구심과 불안감이 절망감으로 변해갈 때의 공포감은 이루 말할 수 없습니다.

그런데 '헤라클환·헤라환'을 만나게 되면 '양모'를 의심하는 의아함이 '육모'를 확인하는 편안함으로, 점점 더 자라나오는 '발모'를 예상하는 희망감으로 바뀌어 가는 경험을 하게 될 것입니다. 그 의아함과 편안함이 희망으로 변해갈 때의 희열감은 이루 말할 수 없습니다.

‘헤라클환·헤라환’이 ‘탈모의 공포감’에서 벗어날 수 있도록 도와드립니다

‘탈모의 절망’을 아십니까? 어느 날 문득 떨어진 머리카락이 예사롭지 않습니다. 거울을 봅니다. 그 사이에 듬성듬성해진 것 같은 머리카락에 순간 ‘아찔함’을 느낍니다.

부랴부랴 무언가를 합니다. 조금 나은 듯 아닌 듯하면서 지내다가 거울을 봅니다. 더 듬성듬성해진 머리카락을 보는 순간 ‘두려움’을 느낍니다.

부랴부랴 새로운 무언가를 합니다. 잠시 나아지는 듯하다가 어느 순간 다시금 더 빠지는 것 같아 거울을 봅니다. 확연하게 표가 나는 머리카락을 보는 순간 ‘공포감’을 느낍니다.

부랴부랴 여러 가지 시도를 해봅니다. 이것저것 해볼 만한 것들은 모두 해 보리라는 마음가짐에 마음이 바쁩니다. 거울을 봅니다. 그간의 노력들이 수포로 돌아간 머리카락을 보는 순간 ‘절망감’을 느낍니다. 그렇게 ‘탈모의 절망’은 우리를 찾아옵니다.

필자에게 지난 30년은 긴 시간 동안 숱한 감정의 교차 속에서 지내온 ‘탈모의 세월’이었습니다.

이제는 ‘탈모의 절망’이 ‘헤라클환·헤라환’으로 ‘발모의 희망’으로 바뀔 수 있음을 경험할 수 있습니다.

〰 '헤라클환·헤라환'이 '발모의 희망'을 한 올 한 올 도와드립니다

한 올 한 올의 소중함은 머리카락을 잃어보지 않은 사람은 알지 못합니다.

"누군가에게는 아무렇지도 않은 한 가닥 한 가닥의 머리카락이 이렇게 소중한 줄 예전에는 몰랐습니다."

"모든 사람들이 가지고 있는 머리카락을, 왜 내가 하필 빠져서 큰 고통을 당해야 하는지 모르겠습니다."

수많은 탈모인들이 참으로 고통스럽게 말씀하는 하소연들입니다.

그러나 탈모에 대해서 크게 관심이 없는 사람들은 이런 말씀을 들어도 대수롭지 않게 생각합니다.

맞습니다.

필자 역시 다른 곳에서 치료되지 않는 난치성 질환자들을 균형한 약으로 근원적 치료를 도와드리면서 전국의 난치성 질환자들의 육체적·정신적 고통에 대해서 누구보다 잘 알지만 그래도 간접적으로밖에 알지 못합니다.

그러나 또 하나의 난치성 질환인 탈모로 인한 정신적 감정의 수많은 변화를 지난 30여 년간 겪어 보았기에 탈모 이외의 다른 난치성 질환에 대해서도 다른 분들에 비해 환자분들의 힘든 마음을 조금 더 이해합니다.

남들은 그러십니다.

"에이, 탈모 같은 그까짓 걸로 뭘 삶을 포기하고 그러냐?"고.

"뭐, 머리카락은 그냥 있으면 있는 대로 없으면 없는 대로 살면 되지!"라고.

"어차피 나이 들면 빠질 것, 미리 빠졌다고 생각하고 편하게 사세요!"라고.

참 쉽게들 말씀하지만 그것이 그리 간단한 문제가 아님을 탈모인들은 너무도 잘 압니다.

물론 정신적인 수양을 하여 외모적인 부분에 크게 관심을 두지 않거나 외부의 시선에 개의치 않을 수 있다면 참으로 좋으련만 그러기가 너무 어렵습니다.

한 올 한 올의 머리카락 빠짐의 고통을 잘 알기에 쉐딩현상 없이, 간 기능 약화 없이, 성적 능력 저하 없이, 아니 오히려 '헤라클환·헤라환'의 복용 후부터 바로 '양모 효과, 육모 효과, 발모 효과'가 나올 수 있도록, 그리고 복용 후 오히려 간 기능이 좋아질 수 있도

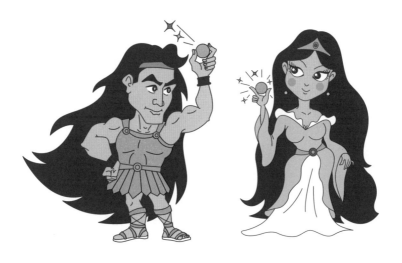

록, 더불어 복용 후 오히려 성적 능력이 향상될 수 있도록 연구하였습니다.

'헤라클환·헤라환'이 다다익선으로 '한 올 한 올의 절망'이 아닌 '한 올 한 올의 희망'을 도와드립니다.

━╱╱╱ '헤라클환·헤라환'이 '혈허'를 근원적으로 도와드립니다

탈모의 원인은 무엇일까요?

유전?

질병?

환경?

다양한 원인들이 지목되고 있습니다. 유전도 관여하고 질병에 따른 탈모도 있을 겁니다.

환경도 당연히 탈모에 관여하고, 스트레스 등에 의해서도 탈모는 나타날 수 있습니다.

그러나 탈모의 핵심 원인과 기전은 '혈허'입니다. '혈허'를 구체적이고 직접적으로 치료하여야 '탈모의 절망'이 '발모의 희망'으로 바뀔 수 있습니다.

유전을 어떻게 치료하여야 할까요?

질병을 치료하면 탈모가 치료될까요?

환경을 바꾸면 다시금 발모가 될까요?

그러나 현재까지의 기존 치료 결과는 효과적이지 않았습니다. 왜냐하면 탈모의 핵심적인 원인과 기전이 따로 있기 때문입니다.

더구나 유형별 탈모의 원인과 기전이 '혈허'를 기본으로, 몇 가지 원인과 기전이 복합적으로 작용합니다.

그런데 탈모의 원인과 기전인 '혈허' 또한 '막연한 혈허'가 아닙니다. 따라서 구체적이고 뚜렷한 목표가 있는 탈모의 원인과 기전이 증명되고, 그에 따른 탈모 치료의 처치법만이 '탈모의 절망'을 '발모의 희망'으로 바꿀 수 있습니다.

M자형 탈모, O자형 탈모, U자형 탈모의 남성형 탈모는 '헤라클M환·헤라클O환·헤라클U환'으로 치료하면 발모의 희망을 기대할 수 있습니다.

다낭성 탈모, 산후 탈모, 갱년기 탈모는 '헤라다낭성환·헤라산후환·헤라갱년기환'으로, 그리고 질병에 따른 탈모는 질환에 적합한 '헤라클환·헤라환'으로 도와드립니다.

'헤라클환·헤라환'이 '줄기세포의 분화'를 도와드립니다

모낭은 태어난 이후부터는 더 이상 형성되지 않으며, 그래서 모낭이 손상을 받아 파괴되면 두피 모낭의 경우에는 모발을 발생시킬 수 없습니다.

두피의 모낭은 대략적으로 약 10만 개 정도로 추산됩니다.

머리카락의 발생 과정에 대해서 간략하게 살펴보면 다음과 같습니다.

상피 줄기세포는 모유두세포의 신호에 따라 진피층으로 진입하게 되고 벌지구역과 피지분비선을 포함한 모낭을 형성하게 됩니다.

벌지구역 내의 줄기세포는 상피조직으로 이동하여 피부 상피를 구성하는 세포가 되고, 피지분비선으로 이동하여 피지를 분비하는 세포가 되며, 모낭 하부로 이동하여 모모세포로 분화되어 머리카락이 형성됩니다.

'헤라클환·헤라환'은 모낭의 줄기세포가 모모세포로 분화되는 과정을 돕습니다. 모낭의 줄기세포가 모모세포로 분화되는 과정에는 모유두세포의 역할과 더불어 여러 가지의 요소들이 작용해야 하는데, '헤라클환·헤라환'이 이러한 기전을 촉진합니다. 즉, 모낭 줄기세포가 모모세포로 분화되어 '양모, 육모, 발모'가 진행될 수 있는 기초 과정을 '헤라클환·헤라환'이 유도하게 됩니다.

〰️ '헤라클환·헤라환'은 '모모세포의 증식화'를 도와드립니다

모발의 성장기, 퇴행기, 휴지기 중 모발이 나고, 자라는 기전은 '모모세포로의 분화와 증식'에 따르는 과정입니다. 즉, 줄기세포가 모유두세포의 작용으로 모모세포로 분화되고, 분화된 모모세포가 다시금 모유두세포의 작용으로 증식을 하여야 모발의 '발모, 육모, 양모'의 과정이 이루어질 수 있습니다.

이러한 모발의 '발모, 육모, 양모'의 핵심 기전인 '모모세포의 증식'을 '헤라클환·헤라환'이 도와 더 나오고, 잘 자라고, 덜 빠질 수 있도록 도와드립니다. 즉, '헤라클환·헤라환'은 모모세포가 잘 증식될 수 있도록 하여 모발이 덜 빠지고, 잘 자라고, 더 나오도록 '양모, 육모, 발모'를 도와드립니다.

'헤라클환·헤라환'이 '모유두세포의 활성화'를 도와드립니다

머리카락의 생장주기인 성장기, 퇴행기, 휴지기 중 모발의 발모, 육모, 양모 중 가장 중요한 요소는 '모유두세포의 활성화'입니다.

모유두세포가 활성화되지 못하고 있으면 모모세포로의 영양공급이 제대로 이루어지지 않아 모모세포의 증식이 이루어지지 않을 뿐만 아니라 줄기세포가 모모세포로 분화되지 못해 결과적으로 모발의 '발모, 육모, 양모'가 이루어질 수 없습니다.

이렇게 중요한 '모유두세포의 활성화'를 위해 '헤라클환·헤라환'이 도와드립니다.

'헤라클환·헤라환'의 1일 3회 복용 기준으로
45일 단위로 '양모, 육모, 발모'가 일어납니다

'헤라클환·헤라환'은 많이 복용할수록, 자주 복용할수록 좋은 '다다익선의 균형한약'입니다.

'헤라클환·헤라환'의 기준 복용량과 횟수를 1일 3회라면,

45일 이후에 '양모 효과'로 이전보다 머리카락 빠짐이 덜하고,

90일 이후에 '육모 효과'로 이전보다 머리카락 자람이 잘되고,

135일 이후에 '발모 효과'로 이전보다 머리카락 나옴이 더 시작됩니다.

〜 '헤라클환·헤라환'만으로 1일 3회
45일 이후에 '양모 효과'를 경험하십시오

'헤라클환·헤라환'의 균형환약만으로 1일 3회 복용 기준으로 45일 이후에 '양모 효과'로 머리카락이 새롭게 덜 빠짐을 경험할 수 있습니다.

머리카락의 생장주기는 성장기, 퇴행기, 휴지기의 과정을 거치며, 디지털적인 단절이 아닌 아날로그적인 연속인 상태로 진행하게 됩니다.

따라서 '헤라클환·헤라환'만으로 벌지구역의 '줄기세포가 모모세포로 분화하는 것'을 촉진하고, '모유두세포가 활성화하는 것'을 촉진하고, '모모세포가 증식되는 것'을 촉진함으로써 1일 3회 복용 기준으로 45일 이후에 '머리카락이 새롭게 덜 빠짐'을 확인할 수 있습니다.

〜 '헤라클환·헤라환'만으로 1일 3회
90일 이후에 '육모 효과'를 경험하십시오

'헤라클환·헤라환'의 균형환약만으로 1일 3회 복용 기준으로 90일 이후에 '육모 효과'로 '머리카락이 새롭게 잘 자람'을 경험할 수 있습니다.

머리카락의 생장주기는 성장기, 퇴행기, 휴지기의 과정을 거치며, 디지털적인 단절이 아닌 아날로그적인 연속인 상태로 진행하게 됩니다.

따라서 '헤라클환·헤라환'만으로 '벌지구역의 줄기세포가 모모세포로 분화하는 것'을 촉진하고, '모유두세포가 활성화하는 것'을 촉진하고, '모모세포가 증식되는 것'을 촉진함으로써 1일 3회 복용 기준으로 90일 이후에 '머리카락이 새롭게 잘 자람'을 확인할 수 있습니다.

/// '헤라클환·헤라환'만으로 1일 3회
135일 이후에 '발모 효과'를 경험하십시오

'헤라클환·헤라환'의 균형환약만으로 1일 3회 복용 기준으로 135일 이후에 '발모 효과'로 '머리카락이 새롭게 더 나옴'을 경험할 수 있습니다.

머리카락의 생장주기는 성장기, 퇴행기, 휴지기의 과정을 거치며, 디지털적인 단절이 아닌 아날로그적인 연속인 상태로 진행하게 됩니다.

따라서 '헤라클환·헤라환'만으로 '벌지구역의 줄기세포가 모모세포로 분화하는 것'을 촉진하고, '모유두세포가 활성화하는 것'을 촉진하고, '모모세포가 증식되는 것'을 촉진함으로써 1일 3회 복용 기준으로 135일 이후에 '머리카락이 새롭게 더 나옴'을 확인할 수 있습니다.

'헤라클환·헤라환'만으로 1일 9회 복용으로 '더 빠른 양모, 육모, 발모'를 경험하십시오

'헤라클환·헤라환'의 균형환약만으로,

1일 9회 복용 기준으로 15일 이후에 '양모 효과'를 경험하십시오.

1일 9회 복용 기준으로 30일 이후에 '육모 효과'를 경험하십시오.

1일 9회 복용 기준으로 45일 이후에 '발모 효과'를 경험하십시오.

머리카락의 생장주기는 성장기, 퇴행기, 휴지기의 과정을 거칩니다. 그리고 당연히 생명의 차원으로 디지털적인 단절이 아닌 아날로그적인 연속인 상태입니다.

따라서 '헤라클환·헤라환'으로 '벌지구역의 줄기세포가 모모세포로의 분화'를 촉진하고, '모유두세포의 활성화'를 촉진하고, '모모세포의 증식'을 촉진합니다.

그렇게 모모세포로의 분화, 모유두세포의 활성화, 모모세포의 증식을 촉진함으로써 '헤라클환·헤라환'은 놀라운 결과를 만들어 냅니다.

1일 9회 복용 기준으로 15일 이후에 '머리카락이 덜 빠짐'을 확인할 수 있습니다.

1일 9회 복용 기준으로 30일 이후에 '머리카락이 잘 자람'을 확인할 수 있습니다.

1일 9회 복용 기준으로 45일 이후에 '머리카락이 더 나옴'을 확인할 수 있습니다.

'헤라클환·헤라환'의 1일 9회 복용만으로 15일 이후에 '양모 효과'

, 30일 이후에 '육모 효과', 45일 이후에 '발모 효과'를 도와드릴 수 있습니다.

⚡ '헤라클환·헤라환'의 1일 13.5회 복용을 기준으로 10일 단위로 '양모, 육모, 발모'가 일어납니다

'헤라클환·헤라환'을 더 많이, 더 자주 복용하면 더 빠른 '양모, 육모, 발모 효과'를 경험할 수 있습니다. 만약, '헤라클환·헤라환'의 복용량과 복용 횟수를 1일 13.5회로 늘린다면 그 효과도 덩달아 좋아집니다.

10일 이후에 '양모 효과'로 이전보다 머리카락 빠짐이 덜하고,

20일 이후에 '육모 효과'로 이전보다 머리카락 자람이 잘되고,

30일 이후에 '발모 효과'로 이전보다 머리카락 나옴이 더 시작됩니다.

'헤라클환·헤라환'의 다다익선 시스템이 가능한 이유는 쉐딩현상 없이 간 기능이 좋아지고 성적 능력도 향상되기 때문입니다.

더불어 줄기세포의 모모세포로의 분화를 촉진하며, 모유두세포의 활성화를 촉진하며, 모모세포의 증식화를 촉진하기 때문입니다.

따라서 '헤라클환·헤라환'의 복용으로

일정 기간이 지나면 '양모 효과'가 나타나게 되며,

일정 기간이 지나면 '육모 효과'가 나타나게 되며,

일정 기간이 지나면 '발모 효과'가 나타나게 됩니다.

〰〰 '헤라클환·헤라환'이 대중적 치료에서도 불가능했던 M자형 탈모 치료를 도와드립니다

'기존 탈모 치료'의 이론과 방법적인 측면을 살펴보면, 스스로 조절인자의 균형력을 키워가는 자율적 시스템이 아닌 인위적인 억제를 통한 타율적 시스템이 주를 이루고 있습니다.

그러다 보니 과연 '치료'라는 용어를 사용할 수 있을까 싶지만, 사회의 보편적 인식이 '증상이 좋아지면 치료된다.'라는 개념을 대입하기에 비록 '기존 탈모 치료'가 근원적인 치료는 아니지만 '탈모의 머리카락 없음이 조금씩 머리카락 있음으로 보이기에' 치료라고 인식될 수도 있을 듯합니다.

그런데 그러한 '기존 탈모 치료'의 여러 가지 수단으로 남성의 정수리 탈모인 O자형 탈모는 어느 정도 유효성을 가질 수 있지만, 현재까지 알려진 경구용 약물이나 외용제를 통한 남성의 M자형 탈모는 거의 유의성을 지니지 못하고 있습니다.

다만, 남성 M자형 탈모처럼 보이는 유사 형태인 남성 OU형 탈모에는 유의성이 있는 듯 보입니다. 즉, 남성 O자형 탈모가 심해져서 남성 U자형 탈모로 진행하면서 보이는 앞이마 탈모는 실제적으로는 남성 M자형 탈모가 아닌 남성 O자형 탈모의 진행 과정이기에 '기존 탈모 치료'의 대중적 접근이 가능합니다. 따라서 이는 실질적으로 남성 M자형 탈모가 아닙니다.

그래서 '기존 탈모 치료' 중에서 남성 M자형 탈모를 외형적 측면에서 비록 근본적이 아닌 대중적인 변화라도 확인할 수 있는 치료는 모발 이식밖에는 다른 방법이 없습니다. 이는 단순히 5-알파환원효소에 의한 디하이드로테스토스테론DHT의 모낭 공격 억제만으로는 M자형 탈모의 경우 대증적인 치료조차 되지 않음을 알 수 있습니다.

영원한 숙제인 남성 M자형 탈모를 '헤라클M환'이 줄기세포의 분화, 모유두세포의 활성화, 모모세포의 증식화를 통해 근원직으로 도와드립니다.

〰 '헤라클환·헤라환'이 탈모 치료의 난이도 순서를 재해석합니다

'탈모'라고 해서 동일하지 않습니다. 여러 원인으로 발생하며, 여러 기전으로 진행하는 다양한 탈모가 있습니다. 다양한 탈모에 대한 치료에 대한 어려움을 '난이도를 기준'으로 해서 설정하여 보았습니다.

> 남성 MU자형 탈모 > 남성 M자형 탈모 > 남성 OU자형 탈모 >
> 남성 O자형 탈모 > 여성 갱년기 탈모 > 질환별 탈모 > 원형탈모 일부
> > 여성 산후 탈모

어려운 탈모 치료 중에서도 치료가 불가능하리라 여겨지는 탈모가 남성 MU자형 탈모입니다. 유전형 남성 M자형 탈모에서 시작한 남성 M자형 탈모가 오랫동안 진행되면서 U자형으로 진행한 남성 MU자형 탈모는 정말정말 어렵습니다.

그러한 가장 난치의 탈모인 남성 MU자형 탈모인 필자를 오직 '헤

라클MU환'만으로 30년 탈모 경력을 단절시키고, 발모 경력을 쌓을 수 있도록 하였습니다.

그 다음으로는 남성 M자형 탈모가 어렵습니다. 남성의 앞이마 탈모인 남성형 M자형 탈모는 기존의 탈모 치료에서도 거의 불가능한 것으로 판명되었습니다.

그 다음으로는 남성 OU자형 탈모가 어렵습니다. 남성의 정수리 탈모인 남성 O자형 탈모에서 시작하여 오랫동안 진행되면서 U자형으로 진행한 탈모입니다.

그 다음으로는 남성 O자형 탈모입니다. 남성형 탈모가 여성형 탈모에 비해서든, 다른 질환별 탈모에 비해서든 아주 어려운 질환이지만, 남성형 탈모 중에서는 상대적으로 조금 쉬운 탈모가 남성의 정수리 탈모인 남성 O자형 탈모입니다.

여성형 탈모 중에서는 연세가 많아짐에 따라서 자연스럽게 탈모형태로 진행되는 여성 갱년기 탈모가 상대적으로 어렵습니다.

여성형 탈모 중에서 여성 산후 탈모는 상대적으로 조금 쉽습니다. 왜냐하면 임신과 출산 과정에서의 호르몬 불균형과 기혈의 문란으로 인한 탈모이기에, 이에 대한 몇 가지의 치료를 병행하게 되면 호전이 쉽습니다. 물론 개인적인 차이가 있기에 비록 여성형 산후 탈모이지만 치료가 쉽지 않은 경우도 간혹 있습니다.

질환별 탈모는 질환에 따른 탈모로 우선적으로 질환에 대한 치료와 더불어서 탈모로 진행된 기전을 다스려 주어야 합니다. 즉, 질환이 치료된다고 해서 바로 발모로 이어지지는 않습니다. 왜냐하면 갑상선 질환의 모든 환자에서 탈모가 있지 않으며, 다낭성 질환의 모든 환자에서 탈모가 있지 않습니다. 마찬가지로 지루성피부염의 모든 환자가 탈모로 고생하지는 않습니다. 즉, 질환에 따른 치료와 더불어 탈모가 진행되는 기전을 호전시켜야 탈모가 치료될 수 있습니다.

원형 탈모는 크게 2가지 측면에서 다뤄져야 합니다. 통상적인 원형 탈모는 자연스럽게 복귀될 수 있지만 영원히 영구탈모로 귀착되거나, 더 심해지면 전두탈모화되는 원형 탈모가 있어 치료가 쉬운 듯하면서 너무도 어려운 탈모 질환이 원형 탈모입니다.

✎/// '헤라클환·헤라환'은 일상에 구애됨 없이 도와드립니다

일상의 변화 없이 '헤라클환·헤라환'만의 복용으로 탈모로부터 벗어날 수 있도록 도와드립니다.

탈모, 정상적으로 있어야 할 자리에 모발이 없는 상태!

그런데 그 정상적이지 않은 탈락 상태의 모발을 어떻게 하면 잘 붙들 수 있을까요?

수많은 기존 치료법과 처치법, 관리법들은 "이렇게 저렇게 하세요!"라고 지시합니다.

그러나 그렇게 해도 머리카락 빠짐은 지속되기도 하고, 비록 덜 빠진다고 하더라도 지시사항을 지키기도 어렵습니다.

'헤라클·헤라 혁명'은 단순합니다. 일상에서 가변적으로 새롭게 무언가를 하지 않아도 될 정도로 기존의 생활패턴 변화 없이 오직 '헤라클환·헤라환'만 복용하면 됩니다. 만약 빠른 '양모, 육모, 발모'를 원한다면 더 많이, 더 자주 복용하면 됩니다.

〰️ '헤라클환·헤라환'은 '외용제 없이' 탈모 치료를 도와드립니다

탈모 관련 제품인 탈모 샴푸, 린스, 토닉 등 헤어제품 등의 사용 없이 '헤라클환·헤라환'만으로 '탈모의 고통'으로부터 벗어날 수 있도록 도와드릴 수 있습니다.

물론 이전에 판매되던 탈모와 관련한 헤어제품들 뿐만 아니라 앞으로도 더 좋은 헤어제품들이 나올 수 있으리라 생각합니다. 그럼에도 불구하고 '탈모 샴푸, 린스, 토닉 등의 헤어제품 사용 없이도'라고 표현함은 2가지 측면에서 이해해야 합니다.

첫째, 당연히 좋은 품질의 적합한 헤어제품은 일정 부분 탈모 예방에 도움을 줄 수 있습니다. 즉, 머리카락이 덜 빠지는 '양모'의 효과를 줄 수도 있습니다.

둘째, 동일한 논리로 당연히 좋지 않은 품질의 부적합한 헤어제품은 오히려 탈모를 촉진시킬 수도 있습니다. 즉, 머리카락이 더 빠지도록 할 수도 있습니다.

그런데 수많은 헤어제품군 중에서 모든 분들에게 좋고 적합한 제품은 있을 수가 없습니다. 왜냐하면 탈모인들마다 탈모의 원인과 기전 및 탈모의 유형이 다르기 때문입니다.

그러면 탈모 원인과 유형, 기전에 따라 좋고 적합한 헤어제품을 찾아야 하는데 그것은 결코 쉬운 일이 아닙니다.

따라서 '헤라클환·헤라환'은 지금 사용하고 있는 헤어제품이 비록 좋지 않고 적합하지 않을 수 있음에도 불구하고 다른 제품으로의 변경이나 사용 중지를 권유하지는 않습니다.

왜냐하면 '헤라클환·헤라환'이 '양모 효과, 육모 효과, 발모 효과'를 발휘하여 머리카락이 덜 빠질 수 있도록, 머리카락이 잘 자랄 수 있도록, 머리카락이 더 나올 수 있도록 도와드리기에 비록 사용하고 있는 헤어제품이 악영향을 미치너라도 그 나쁜 영향조차도 딜 작용할 수 있도록 하면서 오히려 좋은 영향이 미쳐 긍정적인 현상을 일으키게 하기 때문입니다.

'헤라클환·헤라환'은 기존에 사용 중인 제품의 변화 없이 도와드립니다

심각한 골수성 질환부터 피부질환까지 기존 의료로 잘 치료되지 않아 고통 받고 있는 환자분들을 오랫동안 치료해 온 경험은 무엇과도 바꿀 수 없는 보람입니다.

기존 치료로 효과를 보지 못해 좌절감을 느끼는 많은 난치질환을 오직 균형한약만으로 근원적인 치료를 도와드리고 있습니다.

기존 치료에서 포기한 수많은 피부과 질환을 균형한약만으로 근원적 치료를 도와드릴 때도 피부과와 관련한 보습제 등의 사용은 환자가 원하면 기존 제품의 변경 없이 즉, 새로운 변수로 작용하지 않도록 하고 계속 사용 여부를 선택하도록 해 드립니다.

왜냐하면 대부분의 피부과 질환은 외용제의 처치법만으로는 치료될 수 없습니다. 다만, 사용 중인 제품이 나쁜 영향을 미치지 않는다면 비록 근원적 치료는 아닐지언정 일상의 불편함을 일시적으로나마 덜 불편하게 해 드릴 수 있어 그것만으로도 효용성은 있기 때문입니다.

그런데 만약 지금 사용하고 있거나, 앞으로 새롭게 사용할 제품이 나쁜 영향을 미친다면 더욱 나빠질 수 있습니다. 즉, 일시적인 증상의 호전만 줄 수 있거나, 일시적인 악화를 유발할 수 있는 제품들이기에 '근원치료' 과정에서 변수로 작용할 수밖에 없습니다.

더구나 외형적으로 보이는 피부과 관련하여서 환자분들의 심리가 일희일비로 움직일 수밖에 없기에 더욱 변수가 왜곡된 증상을 만들어 낼 수도 있습니다.

하물며, 단순 피부과 질환이 아닌 모발의 탈모에는 아주 복잡한 요인들이 작용할 수밖에 없습니다. 즉, 피부층에서 발생한 모낭이지만 탈모는 줄기세포, 모유두세포, 모모세포 등의 모발 관련 세포의 문제이기에 외용제 등은 '발모'에 큰 영향을 미치기 어렵습니다.

물론, 모발에 영양을 줄 수 있는 여러 좋은 제품들이 '양모'에는 어느 정도 도움을 줄 수 있습니다. 그러나 그러한 제품들조차도 '발모'로는 작용하기 어렵기 때문에 굳이 기존 제품 사용 여부에 대해서는 크게 개의치 않아도 됩니다.

'헤라클환·헤라환'의 경구용 복용만으로 '탈모의 절망'을 '발모의 희망'으로 바꾸어 드릴 수 있도록 도와드리고 있습니다.

〰 '헤라클환·헤라환'이 다다익선으로 더 많이, 더 자주, 더 좋게 도와드립니다

다다익선의 '헤라클환·헤라환'은 많이, 자주 복용할수록 좋습니다.

필자는 M자형에서 시작한 U자형 탈모입니다. 벌써 30여 년 전부터 시작된 탈모이니 탈모의 경력이 만만찮습니다.

여러 가지 과정을 거쳐 최근 몇 달여 전부터 본격적으로 '헤라클 MU환'을 복용하고 있습니다.

하루하루 30년 탈모 경력에 커다란 흠집이 생겨나고 있습니다.

아마도 지금 당장은 아니지만, 어느 시점쯤 되면 '탈모인협회'를 강제적으로 탈퇴 당할 수도 있으리라 봅니다. 물론 그렇다고 해서 '탈모인협회'를 자발적으로 탈퇴하지는 않을 듯합니다. 마음의 고초와 서러움을 함께 한 인생의 30년 동반자였던 '탈모의 시름'을 잘 알기에.

매일매일 스스로에게 실험을 하여 봅니다.

1회 복용량 5g을,

하루에 3회 복용할 때와 하루에 4회, 하루에 5회, 하루에 6회, 하루에 7회, 하루에 8회, 하루에 9회, 하루에 10회, 하루에 11회, 하루에 12회, 하루에 13회, 하루에 14회, 하루에 15회, 하루에 16회, 하루에 17회, 하루에 18회, 하루에 19회, 하루에 20회, 하루에 21회, 하루에 22회, 하루에 23회, 하루에 24회, 하루에 25회, 하루에 26회, 하루에 27회, 하루에 28회, 하루에 29회, 하루에 30회, 하루에 31회, 하루에 32회, 하루에 33회, 하루에 34회, 하루에 35회, 하루에 36회, 하루에 37회, 하루에 38회, 하루에 39회, 하루에 40회, 하루에 41회, 하루에 42회, 하루에 43회, 하루에 44회, 하루에 45회, 하루에 46회를 복용할 때를 비교 분석하여 봅니다.

하루에 3회 복용할 때보다 4회 복용할 때가 더 좋고,

하루에 4회 복용할 때보다 5회 복용할 때가 더 좋고,

하루에 5회 복용할 때보다 6회 복용할 때가 더 좋고,

하루에 6회 복용할 때보다 7회 복용할 때가 더 좋고,

하루에 7회 복용할 때보다 8회 복용할 때가 더 좋고,

하루에 8회 복용할 때보다 9회 복용할 때가 더 좋고,

하루에 9회 복용할 때보다 10회 복용할 때가 더 좋고,

하루에 10회 복용할 때보다 11회 복용할 때가 더 좋고,

하루에 11회 복용할 때보다 12회 복용할 때가 더 좋고,

하루에 12회 복용할 때보다 13회 복용할 때가 더 좋고,

하루에 13회 복용할 때보다 14회 복용할 때가 더 좋고,

하루에 14회 복용할 때보다 15회 복용할 때가 더 좋고,

하루에 15회 복용할 때보다 16회 복용할 때가 더 좋고,

하루에 16회 복용할 때보다 17회 복용할 때가 더 좋고,

하루에 17회 복용할 때보다 18회 복용할 때가 더 좋고,

하루에 18회 복용할 때보다 19회 복용할 때가 더 좋고,

하루에 19회 복용할 때보다 20회 복용할 때가 더 좋고,

하루에 20회 복용할 때보다 21회 복용할 때가 더 좋고,

하루에 21회 복용할 때보다 22회 복용할 때가 더 좋고,

하루에 22회 복용할 때보다 23회 복용할 때가 더 좋고,

하루에 23회 복용할 때보다 24회 복용할 때가 더 좋고,

하루에 24회 복용할 때보다 25회 복용할 때가 더 좋고,

하루에 25회 복용할 때보다 26회 복용할 때가 더 좋고,

하루에 26회 복용할 때보다 27회 복용할 때가 더 좋고,

하루에 27회 복용할 때보다 28회 복용할 때가 더 좋고,

하루에 28회 복용할 때보다 29회 복용할 때가 더 좋고,

하루에 29회 복용할 때보다 30회 복용할 때가 더 좋고,

하루에 30회 복용할 때보다 31회 복용할 때가 더 좋고,

하루에 31회 복용할 때보다 32회 복용할 때가 더 좋고,

하루에 32회 복용할 때보다 33회 복용할 때가 더 좋고,

하루에 33회 복용할 때보다 34회 복용할 때가 더 좋고,

하루에 34회 복용할 때보다 35회 복용할 때가 더 좋고,

하루에 35회 복용할 때보다 36회 복용할 때가 더 좋고,

하루에 36회 복용할 때보다 37회 복용할 때가 더 좋고,

하루에 37회 복용할 때보다 38회 복용할 때가 더 좋고,

하루에 38회 복용할 때보다 39회 복용할 때가 더 좋고,

하루에 39회 복용할 때보다 40회 복용할 때가 더 좋고,

하루에 40회 복용할 때보다 41회 복용할 때가 더 좋고,

하루에 41회 복용할 때보다 42회 복용할 때가 더 좋고,

하루에 42회 복용할 때보다 43회 복용할 때가 더 좋고,

하루에 43회 복용할 때보다 44회 복용할 때가 더 좋고,

하루에 44회 복용할 때보다 45회 복용할 때가 더 좋고,

하루에 45회 복용할 때보다 46회 복용할 때가 더 좋았습니다.
그 이상의 복용은 필자가 해 보지를 않아서 잘 모르겠지만, 아마
도 '헤라클환·헤라환'은 다다익선의 균형한약이므로 더 좋을 가능
성이 높습니다.

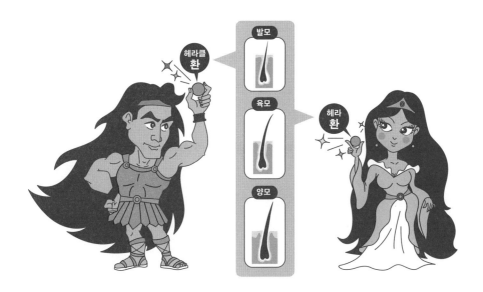

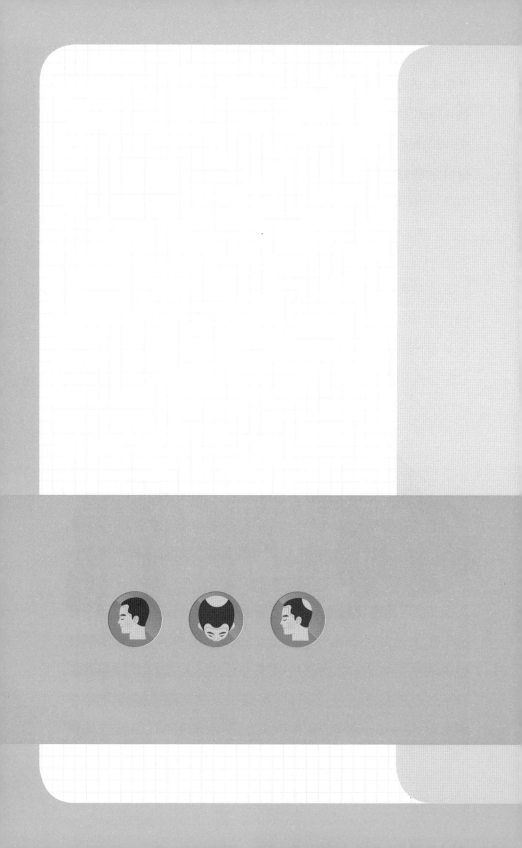

PART 4
'헤라클환·헤라환'의
패러다임 시프트

01

균형의 '헤라클환·헤라환'

─────── 머리카락 빠짐의 탈모는 단지 외형상의 변화에 지나지 않을까요?

그렇지는 않습니다. 탈모는 우리 몸의 변화를 나타내는 증상 중 아주 중요한 요소입니다.

즉, 탈모 증상을 통해서 우리는 몸의 부정적인 변화를 이해할 수 있습니다.

따라서 근원적인 탈모 치료는 '불균형을 균형으로 바꿈'을 의미하여야 합니다. 왜냐하면 머리카락의 빠짐은 우리 몸의 변화를 외부적으로 표현하는 상태이기에, 몸의 불균형을 근원적으로 균형 상태로 변화시켜야만 탈모 치료가 가능하기 때문입니다.

자연스러운 모발의 탈락은 생리적 현상입니다만 과도한 모발의 탈락은 병리적 현상으로 '혈허'의 상태입니다. 즉, 머리카락이 이전보다 많이 빠진다면 이전보다 '혈허'의 상태가 조금 더 악화되는 양상으로 진행되고 있음을 확인할 수 있습니다.

물론 탈모의 다양한 유형별로 '혈허'와 더불어 다양한 다른 원인과 기전이 작용합니다.

예를 들어, 남성 M자형 탈모는 '혈허'와 더불어 '음허'의 불균형이 진행되는 상태이며, 남성 O자형 탈모는 '혈허'와 더불어 '양허'의 불균형이 진행되는 상태입니다.

그러기에 탈모를 치료한다는 것은 '빠지던 머리카락을 다시금 나게 한다.'라는 아주 힘든 기전을 도와드릴 뿐만 아니라 우리 몸에서 서서히 무너지고 있는 '불균형 상태'를 '균형 상태'로 되돌리는 아주아주 중요한 과정이기도 합니다.

02

쉐딩현상이 없는 '헤라클환·헤라환'

─────── 학창시절, 외용제를 발라보았는데 머리카락이 더 빠져 화들짝 놀랐습니다.

직접 '쉐딩현상'을 경험해 보면 그 두려움의 시간들을 인내하기가 쉽지 않음을 알게 됩니다.

쉐딩현상이라는 것을 전혀 모르던 10대 후반의 고등학생 시절! 약국에서 외용제를 샀던 적이 있었습니다.

초기 탈모의 고민을 안고 설명서대로 발라보았는데 '어? 이거 왜 더 빠지지?'하는 의구심과 함께 '부족한가? 더 발라야 하나?'하면서 더 바르면 바를수록 더 빠져 혼란스러움과 두려움에 빠졌던 기억이 또렷합니다.

벌써 30여 년이 훌쩍 넘은 일이지만 그때의 두렵고 혼란스러웠던 감정은 지금도 생생합니다.

세월이 흘러 '쉐딩현상'이라는 용어를 듣고 이해를 하려고 해 보았지만, 이해가 잘 되지 않았고, 쉐딩현상은 새로운 시도를 하는 데 늘 방해가 되었던 것 같습니다.

"초기에는 머리카락이 더 빠집니다."라는 말을 아무렇지도 않게 가볍게 말하지만 탈모를 직접적으로 경험한 탈모인들에게 한 올한 올 소중한 머리카락이 순식간에 빠지는 공포스러운 쉐딩현상의 시간을 인내하는 것은 결코 쉬운 일이 아닙니다.

좋은 쉐딩현상은 없습니다

쉐딩현상은 탈모인들에게 공포감을 만들어 줄 뿐입니다. '쉐딩현상은 좋을까요? 나쁠까요?' 결론부터 말씀드리자면 "쉐딩현상은 나쁩니다."입니다.

일시적으로 모발이 빠지는 현상을 '쉐딩현상'이라고 일컬으며, 어떠한 원인에 의해서 모발이 한꺼번에 탈락할 때 우리는 '긍정'으로 봐야할지, '부정'으로 봐야할지 고민할 수밖에 없습니다.

그럴 때 나중의 긍정적 현상을 위해서 일시적으로 모발의 탈락이 이루어진다고 주장하는 입장에서는 '좋은 쉐딩현상'으로 이해하고자 합니다.

그러나 결코 '좋은 쉐딩현상'은 없습니다. 쉐딩현상은 모발의 생장주기 중 일정 시기의 단절을 의미합니다. 모발의 생장은 '아날로그적 연속'으로 이루어져야 하는데, 어느 변수에 의해서 '디지털적 단절'로 이루어지기에 발생하는 것이 쉐딩현상입니다.

그렇게 단절된 현상이 다시금 이어지기 위해서는 여러 가지 요소들이 필요합니다. 모발의 탈락은 모발의 생장주기 중 휴지기에 발생하기에 휴지기 모발에 급격한 양모 과소가 이루어지거나, 급격한 양모 과다가 이루어지기 때문에 모발 탈락이 이루어지는 것입니다.

예를 들어 가을과 겨울철에 식물에 너무 급격하게 영양분을 줄이거나, 늘리거나 하면 식물은 오히려 더 빨리 시들게 됩니다.

이와 같은 이유로 혈관 확장제를 통한 일시적인 영양공급은 급격한 양모 과다가 이루어져 쉐딩현상이 일어나는 것입니다. 탈모 치료에서 쉐딩현상은 없는 것이 좋습니다.

쉐딩현상은 '공포감'만을 줄 뿐입니다

탈모인들에게 쉐딩현상은 두려움의 대상입니다. 쉐딩현상은 공포감입니다.

한 올 한 올에 무심할 때도 있었지만, 어느 순간 한 올 한 올이 빠질 때마다 가슴이 철렁 내려앉는 게 탈모인들이 겪는 감정입니다.

그러한 탈모인들에게 더 큰 공포는 쉐딩현상입니다. 탈모 극복을 위해서 어떤 시도를 할 때 발생하게 되는 쉐딩현상은 엄청난 공포로 느껴집니다. 다행히 쉐딩현상 이후에 머리카락이 새롭게 나오면 다행이지만, '빠진 머리카락의 모낭에서 더 이상 솜털조차 올라오지 않으면 어떡하나?' 하는 두려움은 참으로 공포스럽습니다.

그런데 '기존 탈모 치료'는 그러한 극단의 공포스러움을 인내하고 시도하라고 권유합니다. 그것은 '탈모인들의 담력테스트'에 지나지 않습니다. 결코 쉐딩현상은 긍정적일 수 없는 현상입니다.

쉐딩현상은 부정적 탈락 현상입니다

쉐딩현상은 갑작스러운 모발의 탈락 현상입니다. 즉, 일시적으로 머리카락의 빠짐 현상을 일컫습니다. 그러면 왜 일시적으로 머리카락의 빠짐 현상이 일어날까요?

모발의 생장주기 중 성장기, 퇴행기를 지난 휴지기의 모발은 모유두에서의 영양 흡수가 더 이상 진행되지 못하고, 모모세포의 증식 또한 중지된 상태로 다음 성장기를 준비하는 상태입니다.

이러한 휴지기의 모발이 급격하게 탈락하는 것인데, 이는 휴지기가 짧아졌다는 의미이며, 짧아진 휴지기는 긍정적 측면일 수도 있지만 부정적 측면도 있습니다.

물론 긍정적 측면으로 이전의 휴지기 상태의 모발이 일시적으로 빠지고 다음 주기의 모발들이 다시금 올라오는 과정이라면 좋습니다. 하지만 부정적 측면으로 이전의 휴지기 상태의 모발까지도 일시적으로 빠지고 다음 주기의 모발들이 더 이상 올라오지 않는 과정이라면 아주 심각합니다.

머리카락의 빠짐은 모발의 생장주기 중 휴지기에 발생하게 됩니다. 그러면 모발의 휴지기에 어떠한 변화가 생겼다는 의미일 것입니다. 휴지기에 어떤 변화가 일어났기에 모발의 탈락이 일어난 것일까요?

휴지기는 '양모'만 이루어지는 시기입니다. 그런데 '양모'에 어떠한 변화가 있었기에 모발의 탈락이 이루어졌을 것입니다.

즉, 모발의 '양모'가 급격하게 중지되어 모발의 탈락이 이루어지는 경우도 있을 것이며,

모발의 '양모'가 급격하게 증가되어 모발의 탈락이 이루어지는 경우도 있을 것입니다.

비유를 들어 견주자면,

식물에 영양분이 과소되면 갑작스럽게 식물이 시들게 됩니다.

식물에 영양분이 과다해도 갑작스럽게 식물이 시들게 됩니다.

적당한 영양분의 적당한 양이 적절하게 공급되어야 적절한 시기에 시들게 되는 것입니다.

이러한 '기존 탈모 치료'의 일시적 불균형 상태로 인한 쉐딩현상이 '헤라클환·헤라환'에는 일어나지 않습니다. 오히려 '양모 효과'로 그동안 탈락하던 머리카락의 탈락이 방지됨으로써 빠지던 머리카락이 덜 빠지는 현상을 보이게 됩니다. 물론 '양모 효과' 이외에 '육모 효과'와 '발모 효과'를 보임은 더 자명합니다.

쉐딩현상은 '양모 없음'으로 인한 현상입니다

모발의 일시적 탈락 현상인 쉐딩현상! 한 올 한 올이 소중한 탈모인들에게 쉐딩현상은 극심한 공포를 불러일으킬 수 있습니다. '기존 탈모 치료'의 일부 주장에서는 '좋은 쉐딩현상'과 '나쁜 쉐딩현

상'을 구분해야 한다고 말씀하십니다.

그러나 결론적으로 '좋은 쉐딩현상'은 없을 수도 있습니다. 즉, 쉐딩현상은 '양모, 육모, 발모'의 효과 없음을 확인할 수 있는 부정적 지표일 가능성이 높습니다.

모발 입장에서 쉐딩현상을 한 번 살펴보겠습니다. 모발은 '발모 효과'에 의해서 생장의 주기를 시작하게 됩니다. 즉, 모발이 생성되어 모유두로부터 영양분을 공급받고 모모세포가 증식하게 되는 성장기를 지냅니다.

그러다가 모유두에서 탈락한 모발은 짧은 기간 동안 영양분의 공급 없이 모모세포만 증식하는 퇴행기를 지냅니다.

그러다가 이제는 모모세포의 증식도 일어나지 않고 영양공급도 없이 모공에만 부착되어 있는 휴지기를 지냅니다.

이때의 모발은 기존에 받은 영양으로 지탱을 합니다. 물론 아주 완전히 영양이 차단되지는 않습니다. 영양이 3~5개월가량 완전히 차단된 상태에서 휴지기 모발이 지탱할 수는 없을 것입니다. 단지 이전의 성장기와 퇴행기에 비해서 상대적으로 영양공급이 줄어드는 것으로 이해할 수 있습니다.

이러한 휴지기 모발에 적절한 '양모 효과'가 주어진다면 휴지기 모발은 원래보다 조금 더 긴 시간 동안 모공에서 지낼 수 있을 것입니다. 즉, 예정된 탈락보다 늦어질 수 있습니다.

그런데 '기존 탈모 치료'에서 쉐딩현상이 일어남을 설명할 때 "새로운 모발이 발생하고 자라면서 기존 모발을 밀어 올려서 빠지는 현상이기 때문에 걱정하지 마십시오."라고 합니다.

한 올 한 올의 모발이 소중한 탈모인들에게는 휴지기 주기의 한 올 한 올 머리카락도 소중합니다. 만약 '쉐딩현상이 좋다.'라고 가정한다고 하더라도 새로운 모발의 성장기가 시작되면 그 모공에서 평생 분화 횟수 20여 회 중 1회가 소모되는 결과가 됩니다. 즉, 한정된 20여 회의 분화 가능 횟수 중 1회의 분화 횟수가 사용되어 줄어들게 된다는 의미입니다. 그래서 쉐딩현싱은 좋을 수 없습니다.

더구나 쉐딩현상은 '양모 효과가 없는 기존 탈모 치료'에서 발생하게 될 가능성이 높습니다. 왜냐하면 '양모 효과'가 있는 치료라면 쉐딩현상은 일어날 수 없기 때문입니다. 즉, 쉐딩현상은 '양모 효과가 없는 치료'에서 발생하며, 모발 성장주기의 20여 회 중 1회의 사이클을 당겨서 사용해버리는 결과를 만들기에 결코 '좋은 현상'이라고 평가하기 어렵습니다.

더구나 머리카락이 성장기 모발이든, 퇴행기 모발이든, 휴지기 모발이든 한 올 한 올이 아쉬운 탈모인에게 쉐딩현상은 극심한 공포를 줄 수도 있습니다.

이에 반해서 '헤라클환·헤라환'은 '발모·육모·양모 효과'로 쉐딩현상이 없습니다.

혈관 확장은 모발에 긍정적일 수도, 부정적일 수도 있습니다

"혈관을 확장시키면 모발에 좋을까요? 나쁠까요?"
"예, 모발에 좋을 수도 있고, 나쁠 수도 있습니다."

혈관 확장을 유도하면 모발생장에 좋은 경우도 있지만, 혈관 확장을 유도하면 모발 생장에 좋지 않은 경우도 있습니다. 이는 탈모 유형에 따른 차이일 수도 있지만, 동일한 탈모 유형이라고 하더라도 시기상의 차이일 수도 있습니다.

우리 인체의 세포와 조직은 변수에 끊임없이 대응하면서 변화하기에 적절하게 대응하지 않으면 오히려 더 나빠질 수 있기 때문입니다.

예를 들어, 발목을 삐끗한 초기에는 온시프를 통한 근육이완이나 혈관 확장은 좋지 않습니다. 오히려 초기에는 냉시프를 통한 근육긴장이나 혈관 수축을 유도하여야 합니다. 왜냐하면 감염성이 아닌 상태에서의 염증세포 침윤은 더 나쁜 2차적인 문제를 유발할 수도 있기 때문입니다.

그러나 감염 초기 염증에는 냉시프를 통한 근육긴장이나 혈관 수축은 좋지 않습니다. 오히려 감염성의 초기 염증에는 온시프를 통한 근육이완이나 혈관 확장을 유도하여야 합니다. 왜냐하면 감염의 원인을 제거하기 위한 우리 몸의 면역시스템을 조금 더 활성화시켜주어야 하기 때문입니다.

이와 같이 병증의 기전과 시기에 맞게끔 인체의 생리와 병리를 조절해야 건강해질 수 있습니다. 즉, 혈관 확장과 혈관 수축은 적절하게 이루어져야 모발이 건강합니다.

그래서 먼저 탈모를 치료하기 위한 모토(MOTO)를 정해야 하며, 그 이후에 요법(Therapy)이 결정되어야 합니다.

〰️ '기존 탈모 치료'의 "쉐딩현상을 극복해야 머리가 납니다."라는 말씀은 너무 가혹하십니다

"환자분, 쉐딩현상을 이겨내야 머리카락이 날 수 있습니다."라는 말씀을 듣는다면 여러분은 어떻겠습니까?

"고난의 시기를 지나야 성숙의 시기가 온다."라는 말씀을 들으면 어떠하십니까?

이성으로는 이해되지만 감성으로는 도저히 용납할 수 없을 것입니다.

또한 고난의 시기가 성숙의 시기를 보장한다면 모르지만, 반드시 고난의 시기 이후에 성숙의 시기가 오지도 않습니다.

쉐딩현상은 탈모인들에게는 엄청난 고통의 시간들입니다. 그런데 그 고통의 시간 뒤에 '발모현상'이 일어나지 않는다면 쉐딩현상을 겪는 시기는 통한의 시간이 될 것입니다.

쉐딩현상이 없어야 탈모인들의 고통을 조금이라도 줄여드릴 수 있습니다. '기존 탈모 치료'와 달리 '헤라클환·헤라환'은 쉐딩현상 없이 근원적으로 탈모인들이 탈모의 심리적 고통에서 벗어날 수 있도록 도와드립니다.

〰️ 명현현상 없는 '균형한약'이 쉐딩현상 없이 탈모 치료를 도와드립니다

필자가 난치성 질환 치료에 처방하는 균형한약은 명현현상이 없습니다. 왜냐하면 균형한약을 복용함에 따라 난치성 질환의 불균형적 기전이 자율적으로 조절될 수 있기에 더 많이, 더 자주 복용함에 따라 명현현상 없이 근원적으로 호전이 되는 원리입니다.

마찬가지 원리로 '헤라클환·헤라환'에도 쉐딩현상이 일어나지 않습니다. 만약 균형한약을 복용하는 중에 증상이 나빠진다면 다음 두 가지 경우를 생각해 볼 수 있습니다.

<u>하나는,</u> 기존 치료를 하다가 중지했다면 리바운드현상일 가능성이 높습니다.

<u>다른 하나는,</u> 기존 치료를 중지한 지가 오래되었다면 100% 변수가 개입되었을 가능성이 높습니다.

필자가 탈모 치료법으로 개발한 '헤라클환·헤라환'도 쉐딩현상이 100% 없습니다. 만약 '헤라클환·헤라환' 복용 중에 머리카락이 더 빠진다면,

<u>첫째,</u> '기존 탈모 치료'를 하다가 중지했다면 리바운드현상일 가능성이 높습니다.

<u>둘째,</u> '기존 탈모 치료'를 중지한 지가 오래되었다면 100% 변수가 개입되었을 가능성이 높습니다.

그렇지 않은 상태라면 '헤라클·헤라 혁명'에서 증상이 나빠질 수는 없습니다. 모든 '기존 탈모 치료'를 받아도 근원적으로 낫지 않던 탈모를 쉐딩현상 없이 '헤라클환·헤라환'으로 근원적으로 도와드립니다.

⚡ '기존 탈모 치료'의 리바운드현상으로 인한 쉐딩현상을 피할 수 있습니다

난치성 질환에 대한 기존 치료의 리바운드 현상을 피하고 싶다면? 기존 치료를 그대로 지속하면서 균형한약을 더 많이, 더 자주 복용하면서 점차적으로 증상이 좋아지면 기존 치료를 서서히 줄여가는 방향으로 진행하면 됩니다.

그리고 점점 더 좋아지면 그때 기존 치료를 완전히 중지하면 되는데 이때는 기존 치료 중지에 따른 리바운드현상 없이 편안하게 근원적으로 치료 도움을 받을 수 있습니다.

마찬가지로 '탈모에 대한 기존 치료의 리바운드현상을 피하고 싶다면?'

'기존 탈모 치료'를 그대로 지속하면서 '헤라클환·헤라환'을 더 많이, 더 자주 복용하면서 점차적으로 '양모, 육모, 발모'가 좋아지면 '기존 탈모 치료'를 서서히 줄여가는 방향으로 진행하면 됩니다.

그리고 점점 더 좋아지면 그때 '기존 탈모 치료'를 완전히 중지하면 '기존 탈모 치료' 중지에 따른 리바운드현상 없이 편안하게 근원적으로 치료에 도움을 받을 수 있습니다.

⚡ '헤라클환·헤라환'은 '기존 탈모 치료'와 달리 쉐딩현상이 없습니다

'기존 탈모 치료'에서는 모발의 탈락이 일시적으로 증가하는 쉐딩현상은 당연시되고 있습니다. 즉, '기존 탈모 치료'에서 쉐딩현상은 피할 수 없는 것이라고 여겨지고 있습니다.

다른 일반 질환에서는 기존 의료가 대증적 효과만 있어도 유의성을 가질 수 있지만, 탈모라는 질환에서는 모발이 유지되는 대증적 치료조차 불가능합니다.

따라서 '일시적 모발 탈락으로 여겨지는 쉐딩현상이 있더라도 나중을 위해서는 어쩔 수 없습니다.'라는 '기존 탈모 치료'의 대증적 효과만이라도 있다면 감사해야 할 듯합니다.

대부분의 모발 탈락은 휴지기에 해당하는 모발이기에 쉐딩현상은 어차피 빠질 휴지기의 모발이 새롭게 성장하는 모발에 밀려서 일시적으로 빠르게 빠지는 현상으로 이해되고 있습니다. 물론 새롭게 성장하는 모발에 의한 것뿐 아니라 기존 치료에 의한 모공의 확장, 두피조직의 이완 등에 의한 현상이라고 이해되기도 합니다.

그런데 쉐딩현상의 기전적인 부분에 대한 이해와 탈모 환자분들의 쉐딩현상에 대한 두려움이라는 감성적인 부분을 동시에 고려한다면 쉐딩현상은 없어야 합니다.

'헤라클환·헤라환'은 모발의 '양모, 육모, 발모 효과'로 쉐딩현상이 없습니다. '헤라클환·헤라환'은 '발모, 육모, 양모'의 효과가 동시에 진행되기에 휴지기 모발에 대한 '양모의 효과'로 휴지기 모발의 탈락이 오히려 지연되기에 탈락되는 모발 수가 줄어들게 됩니다.

그러면서 동시에 퇴행기 모발에 대한 '육모의 효과'로 퇴행기 모발의 길이 성장이 오히려 활성화되어 모발 길이가 늘어나게 됩니다.

그러면서 동시에 성장기 모발에 대한 '발모의 효과'로 모유두가 활성화되어 성장기 모발의 수와 성장 기간이 늘어나게 됩니다.

따라서 '헤라클환·헤라환'은 쉐딩현상 없이 '탈모의 절망'을 '발모의 희망'으로 변화시킬 수 있도록 도와드립니다.

03

간 기능이 좋아지는 '헤라클환·헤라환'

〰️ '기존 탈모 치료'는 대부분 '간 기능 수치'가 나빠집니다

'기존 탈모 치료'의 여러 가지 문제점 중 하나는 간 기능 수치가 나빠짐을 자주 볼 수 있다는 점입니다.

'기존 탈모 치료' 중 외용제가 아닌 경구용 복용의 경우 5-알파환원효소의 억제제 복용 시에는 거의 간 기능 수치가 높습니다. 물론 오랫동안 더 지속적으로 복용하면 더 나빠짐을 확인하게 됩니다.

이에 비해서 '헤라클환·헤라환'은 오히려 간 기능 수치를 긍정적으로 변화시킵니다. 즉, 간 기능에 좋은 균형한약으로 구성된 '헤라클환·헤라환'이기에 '다다익선'입니다.

///ᛒ '헤라클환·헤라환'은 '기존 탈모 치료'와 달리 간 기능을 호전시킵니다

'기존 탈모 치료'로 인한 간 손상은 이제 당연시되다시피 하지만, 그 배경에는 다른 선택의 여지가 없었기에 어쩔 수 없는 일이기도 했습니다.

'기존 탈모 치료'로 인한 간 손상뿐만 아니라 다른 약물이나 다른 보조식품류 등의 섭취, 스트레스, 알코올 섭취 등으로 인한 간 기능 손상에 '발모, 육모, 양모'의 효과와 더불어서 간 기능을 향상시키는 '헤라클환·헤라환'은 놀라운 효과를 보입니다.

즉, '기존 탈모 치료'로 인한 간 손상이든, 기존 의료로 인한 간 손상이든, 스트레스나 알코올 등으로 인한 간 손상이든, 잘못된 보조식품이나 잘못된 식품 등으로 인한 간 손상이든 '헤라클환·헤라환'으로 '탈모의 절망'을 도와드리면 점차적으로 나빴던 간수치가 좋아짐을 확인하게 됩니다.

예를 들어, 기존 경구용 탈모 치료 약물로 인한 간 손상의 높은 효소 수치가 '헤라클환·헤라환'의 복용만으로도 낮아짐을 확인합니다. 만약 기존 경구용 탈모 치료 약물의 사용이 중지된다면 더 빠른 속도로 더 좋아지겠지만 비록 기존 경구용 탈모 치료 약물의 사용이 그대로 유지된다고 하더라도 나쁜 방향성의 손상을 '헤라클환·헤라환'이 좋은 방향성의 회복으로 유도함을 알 수 있습니다.

기존 치료의 강한 약물로 인한 간 손상 등을 균형한약으로 점차 호전됨을 확인하는 것은 큰 보람입니다.

성적 능력이 향상되는 '헤라클환·헤라환'

‖ '헤라클환·헤라환'은 '기존 탈모 치료'의
성적 능력 저하 대신 성적 능력 향상을 도와드립니다

'기존 탈모 치료'의 여러 가지 문제점 중 하나인 성적 능력 저하!
5-알파환원효소 저해제가 테스토스테론이 디하이드로테스토스
테론DHT으로 전환되는 것을 억제함으로써 탈모 방지를 하는 경우
에 주로 나타나게 되는 현상 중의 하나라고 알려져 있습니다. 즉,
'기존 탈모 치료'의 문제점은 다양하지만 그중에서도 성적 능력 저
하의 문제점도 크다고 알려져 있습니다. 이는 어쩔 수 없이 선택
적 권리를 박탈당할 수밖에 없었던 탈모인들의 심리적 불안감을
유발하는 하나의 원인이 되기도 합니다.

'헤라클환·헤라환'은 모유두세포의 활성화와 더불어 모모세포의
증식을 촉진하면서 근원적으로 탈모 치료를 도와드립니다. 더불

어 '기존 탈모 치료'의 문제점인 성적 능력 저하가 아닌 오히려 성적 능력 향상을 도와드립니다.

'헤라클환·헤라환'이 성적 능력 향상에 도움을 주는 이유는 '혈허'를 기본으로 '양허와 음허, 허열과 실열의 불균형'을 조절함으로써 스스로의 조절력을 키워주기 때문입니다. '헤라클환 ·헤라환'은 성적 능력의 향상을 도우면서 '양모, 육모, 발모'의 희열을 드립니다.

즉, '기존 탈모 치료'의 성적 능력 저하가 아닌 오히려 성적 능력 향상을 도와드리는 '헤라클환·헤라환'입니다.

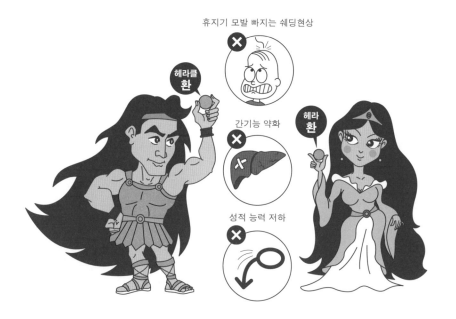

05

줄기세포, 모유두세포, 모모세포의 활성화로
양모, 육모, 발모를 돕는
'헤라클환·헤라환'

'헤라클환·헤라환'은 '민머리'에 싹이 나고 잎이 나도록 도와드립니다

'감자에 싹이 나서 잎이 나서…'라는 아이들의 노래를 아십니까?

이 노래를 들으면 '민머리에 모발이 더 나와서, 잘 자라서, 덜 빠져서…'라는 가사로 바뀌었으면 좋으련만 하는 생각을 해보던 시절이 있었습니다.

그런데 '그러면 좋으련만' 하던 30년 동안의 바람이 이제 엄연한 현실이 되어가고 있습니다.

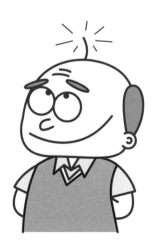

'헤라클환·헤라환'은 머리카락의 줄기세포, 모유두세포, 모모세포를 분화시키고, 활성화시키고, 증식화시켜 머리카락이 이전보

다 덜 빠지도록 하고, 머리카락이 이전보다 잘 자라도록 하고, 머리카락이 더 나오도록 하는 '양모, 육모, 발모'를 촉진합니다.

'민머리에 싹이 나고 잎이 나듯이 양모, 육모, 발모'를 '헤라클환·헤라환'이 도와드립니다.

🌱 '헤라클환·헤라환'이 줄기세포를 분화시키고, 모유두세포를 활성화하고, 모모세포를 증식화시킵니다

'기존 탈모 치료'의 혈관 확장제 효과 및 디하이드로테스토스테론 DHT 전환의 5-알파환원효소 억제 효과는 혈관 확장을 통한 영양 공급의 '양모 효과'와 모낭 공격의 디하이드로테스토스테론DHT 억제로 간접적으로 '육모와 발모 효과'를 유도코자 함입니다.

다만, 혈관 확장을 통한 영양 공급의 '양모 효과'가 크지 않고, 쉐딩현상이 발생합니다. 또한 디하이드로테스토스테론DHT 전환 효소 억제의 '육모와 발모 효과'가 있지만 간 기능 약화의 문제와 성적 능력 저하의 문제가 동반됨으로써 2차적인 문제가 생기게 됩니다.

이러한 '기존 탈모 치료'의 대중적 접근이 아닌 근원적 치료로 모유두세포를 활성화하고, 모모세포를 증식시킴으로써 '양모 효과, 육모 효과, 발모 효과'를 점진적으로 발휘하는 '헤라클환·헤라환'은 오히려 쉐딩현상이 없을 뿐만 아니라 간 기능을 좋게 하고 성적 능력을 향상시킵니다.

꒰꒱ '헤라클환·헤라환'이 세포의 분화, 활성화, 증식화로 '양모, 육모, 발모'를 도와드립니다

탈모는 어려운 난치성 질환 중에서도 거의 불치에 가까워 그동안 뚜렷한 치료법이 없었습니다. '기존 탈모 치료'는 혈관 확장을 통한 외용제와 5-알파환원효소의 디하이드로테스토스테론DHT 전환 억제를 통한 내복약 외에는 뚜렷한 대중치료도 없습니다.

비록 많은 문제점을 유발하지만 기존 탈모의 대중치료에도 우리가 감사함을 가져야 하는 이유는 기존 치료 시스템에서 거의 무의미한 작용력만을 발휘하던 이전에 비하면 기존 의료의 약물적 치료법도 상당한 발전을 이룩한 것으로 획기적이기 때문입니다.

다만, 조금 더 근원적인 치료법을 생각하면 아쉽습니다. 우선 혈관 확장을 통한 외용제의 경우 탈모인들에게는 엄청난 공포를 줄수 있는 '쉐딩현상'의 문제가 있으며, 솜털 정도의 일시적 효과에 미치지 못하는 한계가 있습니다.

다음으로는 5-알파환원효소의 디하이드로테스토스테론DHT 전환 억제를 통한 '기존 탈모 치료'의 경우 탈모인들에게 두려움을 줄수 있는 '성적 능력 저하'의 문제가 있으며, '간 기능 약화'의 문제도 같이 동반되는 위험성이 있습니다.

즉, 5-알파환원효소를 억제하여 일부의 탈모를 억제하지만 스스로의 자율시스템을 보완하는 것이 아닌, 인위적인 억제제가 유입됨으로써 간 기능 약화 및 성적 능력 저하 등의 문제점이 유발됩니다.

이러한 '기존 탈모 치료'의 한계점과 문제점을 해결하기 위해서는

'벌지구역의 줄기세포가 모유두 구역으로 이동하여 모모세포로 분화하는 과정' 등 탈모의 원인과 기전에 대한 과학적이고 논리적인 접근이 필요합니다.

'헤라클환·헤라환'은 모발의 줄기세포, 모유두세포, 모모세포를 활성화하여 모발이 덜 빠지도록 하는 '양모 효과', 모발이 잘 자라도록 하는 '육모 효과', 모발이 더 나오도록 하는 '발모 효과'를 촉진합니다.

〜 '헤라클환·헤라환'은 세포를 분화, 활성화, 증식화시킵니다

머리카락의 형성 과정은 다음과 같습니다.

첫째, 벌지구역에 있는 줄기세포가 모유두 방향으로 이동하여야 합니다.

둘째, 이동된 줄기세포는 모유두에서 모모세포로 분화합니다.

셋째, 모모세포는 모유두에서 공급된 영양으로 증식을 하여서 머리카락이 됩니다.

즉, 벌지구역의 줄기세포가 이동, 분화, 증식의 과정을 거쳐 머리카락이 되는 것입니다.

줄기세포가 모유두로 이동, 분화, 증식하는 과정이 머리카락의 형성이며, 이때 모유두의 영양공급이 중요합니다.

줄기세포를 활성화시켜 모모세포로의 분화가 이루어져야 '발모'가 이루어질 수 있습니다.

모모세포를 활성화시켜 모모세포의 증식화가 이루어져야 '육모'

가 이루어질 수 있습니다.

모유두세포를 활성화시켜 모모세포에 영양을 공급할 수 있어야 '양모'가 이루어질 수 있습니다.

이렇게 줄기세포의 모모세포로의 분화, 모유두세포의 활성화, 모모세포의 증식화 등의 과정이 이루어져야 머리카락의 성장기, 퇴행기, 휴지기의 과정이 진행될 수 있습니다.

'헤라클환·헤라환'으로 줄기세포를 분화시킵니다.

'헤라클환·헤라환'으로 모유두세포를 활성화시킵니다.

'헤라클환·헤라환'으로 모모세포를 증식화시킵니다.

'헤라클환·헤라환'으로 줄기세포의 분화를 도와드립니다

모낭의 줄기세포가 비활성화된다면?

모낭의 모유두세포가 비활성화된다면?

모낭의 모모세포가 비활성화된다면?

머리카락은 점차적으로 가늘어지고, 점차적으로 덜 자라고, 점차적으로 빠지게 될 것입니다.

즉, 머리카락이 더 굵어지고, 머리카락이 더 잘 자라고, 머리카락이 더 나오게 하기 위해서는 모낭의 줄기세포, 모유두세포, 모모세포가 활성화되어야 합니다.

머리카락이 형성되기 위해서는 줄기세포의 분화가 이루어져야 합니다. 그러나 줄기세포를 분화시키기 위한 과정은 쉽지 않습니다. 우선적으로 줄기세포의 양적인 부분이 해결되어야 하고, 그 다음으로는 줄기세포의 질적인 부분도 같이 해결되어야 합니다. 그리고 '머리카락 줄기세포를 어떻게 분화·촉진할 것인가?'하는 물음에 대한 답을 찾지 못하면 머리카락의 형성 과정으로 진행될 수 없습니다. '헤라클환·헤라환'은 머리카락 줄기세포가 분화될 수 있도록 도와드립니다.

'헤라클환·헤라환'으로 모유두세포의 활성화를 도와드립니다

머리카락의 생장주기를 살펴보면 성장기, 퇴행기, 휴지기의 과정을 거치게 됩니다. 이러한 성장기, 퇴행기, 휴지기의 과정은 줄기세포의 변화, 모유두세포의 변화, 모모세포의 변화와 연관되어 있습니다.

모유두세포는 태어날 때부터 숫자가 결정되며, 모유두에는 모세혈관과 신경이 풍부하여 영양과 환경변화에 적절히 대응할 수 있습니다.

모유두세포가 활성화되어야 줄기세포에서 모모세포로의 분화가 촉진되며, 분화된 모모세포의 증식화도 이루어질 수 있습니다.

즉, 모유두세포의 활성화가 머리카락의 '발모, 육모, 양모'의 핵심적인 단초가 될 수 있습니다.

따라서 '헤라클환·헤라환'은 모유두세포를 활성화시켜 머리카락의 '양모 효과'와 더불어 머리카락의 '육모 효과', '발모 효과'가 나타날 수 있도록 도와드립니다.

⤙///// '헤라클환·헤라환'은 모모세포의 증식화를 도와드립니다

머리카락이 풍성해지기 위해서는 우선적으로 줄기세포의 분화가 이루어져야 합니다.

더불어 머리카락 줄기세포인 모모세포를 증식시키고, 영양세포인 모유두세포를 활성화시킬 수 있어야 합니다. 그래야 진정한 '양모, 육모, 발모'의 치료가 가능합니다.

머리카락이 덜 빠지기 위해서는 모낭에 충분한 영양이 공급되어야 합니다.

머리카락이 잘 자라기 위해서는 모낭 내의 줄기세포가 모모세포로 분화되어야 하며, 모모세포가 증식화될 수 있어야 합니다.

머리카락이 더 나오기 위해서는 모낭 내의 줄기세포가 모유두세포로 분화되어야 하며, 모유두세포가 활성화될 수 있어야 합니다.

모낭의 영양 공급이 이루어져야 모발의 부피 성장이 가능합니다. 즉, 영양 공급이 유지될 수 있어야 '양모'가 가능하다는 의미입니다.

모모세포의 증식화가 이루어져야 모발의 길이 성장이 가능합니다. 즉, 모모세포를 증식시킬 수 있어야 '육모'가 가능하다는 의미입니다.

모유두세포의 활성화가 이루어져야 모발의 발생이 가능합니다. 즉, 모유두세포를 활성화시킬 수 있어야 '발모'가 가능하다는 의미입니다.

'헤라클환·헤라환'은 '양모, 육모, 발모'를 위해 줄기세포가 분화되어 모유두세포로 활성화되고, 모모세포로 증식될 수 있도록 도와드립니다.

✎ '헤라클환·헤라환'은 머리카락세포의 증식 활성과 억제를 조절할 수 있습니다

머리카락세포의 증식을 활성화하는 인자에는 모발의 생장주기 중 성장기에는 IGF-1과 IL-10과 같은 면역억제 생리인자가 분비되어 면역계의 공격 및 활성을 억제함으로써 머리카락세포의 증식을 활성화하는 것으로 알려져 있습니다. 특히 주조직 적합성 항원수용체가 거의 발현되지 않아 성장기 모발의 증식이 활성화된다는 것입니다.

머리카락세포의 증식을 억제하는 인자는 모낭 주위의 자율신경 말단 부위와 통증감각 말단 부위에서 분비되는 여러 물질과 연관이 깊습니다. 히스타민 등의 물질이 비만세포를 자극하여 TNF-alpha 또는 IL-1과 같은 염증 유발인자를 분비함으로써 머리카락세포의 증식을 억제하거나 머리카락세포의 자멸사를 유도한다고 알려져 있기 때문입니다. 그렇게 되면 모발의 생장주기 중 성장기에서 퇴행기로 빠르게 진행되고, 모낭도 축소됩니다.

'헤라클환·헤라환'은 머리카락세포 증식의 활성화와 억제를 조절할 수 있어 '탈모의 절망'을 '발모의 희망'으로 바꾸어 드립니다.

✎ '헤라클환·헤라환'은 세포의 분화, 활성화, 증식화로 모발 성장을 도와드립니다

줄기세포가 모유두로 이동하여 모모세포로 전환되고, 증식하는 과정이 '발모, 육모, 양모'입니다.

줄기세포의 이동으로 모유두세포와 만나 모모세포로 전환됩니다.

벌지구역의 줄기세포는 여러 곳으로 이동하여 해당하는 부위의 세포로 전환됩니다.

줄기세포가 모유두로 이동하면 모모세포가 됩니다.

모모세포로 전환된 줄기세포는 다시금 증식을 하게 되고, 모모세포로 전환되는 과정이 '발모'이며, 모모세포가 증식하는 과정이 '육모'와 '양모'입니다.

다만, 일부에서는 '육모'를 모발의 길이 성장으로 이해하고, '양모'를 모발의 부피 성장으로 이해하기도 합니다.

그러나 '헤라클·헤라 혁명'에서의 '육모'와 '양모'는 다음과 같습니다.

모유두와 연결된 상태에서 모모세포의 증식은 '육모'이며,

모유두와 연결이 끊어진 상태에서 모모세포의 증식은 '양모'입니다.

따라서 '헤라클환·헤라환'은 줄기세포의 모유두 이동을 통한 모모세포로의 전환을 도우며, 모모세포의 증식을 돕기에 '발모, 육모, 양모'를 근원적으로 해결할 수 있습니다.

※ '헤라클환·헤라환'으로 '양모, 육모, 발모'를 도와드립니다

모유두를 활성화시키지 못하거나, 모모세포를 증식화시키지 못한다면 머리카락의 '발모, 육모, 양모'는 없습니다.

탈모의 다양한 원인에 대한 근원적이고 핵심적인 치료만이 '양모, 육모, 발모'를 가능케 합니다.

'기존 탈모 치료'는 모유두를 활성화시키지 못합니다.

'기존 탈모 치료'는 모모세포를 증식화시키지 못합니다.

'기존 탈모 치료' 중 대부분은 '양모'의 한계도 잘 넘지 못합니다.

'기존 탈모 치료' 중 '양모'의 효과만이라도 나타난다면 좋은 결과라고 할 수 있습니다.

이러한 의미는 '기존 탈모 치료'의 대부분은 '양모 효과' 이상의 단계로 진입하기가 어렵다는 것입니다.

다만, '기존 탈모 치료'의 일부가 혈관 확장의 기능으로 '양모'의 효과가 국소적으로 있습니다.

'기존 탈모 치료'의 일부가 디하이드로테스토스테론DHT의 모낭세포 공격을 억제함으로써 '발모와 육모' 기능이 살아있는 머리카락의 '발모와 육모'를 유도할 수 있습니다.

다만, '기존 탈모 치료'가 중지되면 디하이드로테스토스테론DHT의 모낭세포 공격이 재개됨으로써 머리카락의 '발모와 육모'는 다시금 억제됩니다.

∿ '헤라클환·헤라환'은 탈모와 관련한 '양모, 육모, 발모 효과'를 도와드립니다

수많은 생명 관련 연구자들이 수많은 시간 동안 탈모 치료를 위해 연구하고 노력하였지만 그동안 뚜렷하게 탈모 치료에 대한 해답을 내놓지 못한 상황에서 수많은 탈모인들은 '절망의 시간'을 보내고 있습니다.

'헤라클환·헤라환'이 '발모의 희망'을 도와드립니다.

모발의 줄기세포와 모유두세포, 모모세포의 활성화를 통하여 모발의 성장기, 퇴행기, 휴지기를 긍정적으로 변화시킴으로써

모발이 지금보다 덜 빠질 수 있도록 하는 '양모 효과'를 발휘하여 '탈모의 절망'을 벗어나 '발모의 희망'을 지닐 수 있도록 도와드립니다.

모발이 지금보다 잘 자랄 수 있도록 하는 '육모 효과'를 발휘하여 '탈모의 절망'을 벗어나 '발모의 희망'을 지닐 수 있도록 도와드립니다.

모발이 지금보다 더 나올 수 있도록 하는 '발모 효과'를 발휘하여 '탈모의 절망'을 벗어나 '발모의 희망'을 지닐 수 있도록 도와드립니다.

즉, '헤라클환·헤라환'은 '머리카락이 덜 빠질 수 있도록 도와드리는 양모 효과'를 발휘합니다.

'헤라클환·헤라환'은 '머리카락이 잘 자랄 수 있도록 도와드리는 육모 효과'를 발휘합니다.

'헤라클환·헤라환'은 '머리카락이 더 나올 수 있도록 도와드리는 발모 효과'를 발휘합니다.

06

탈모 유형별 '헤라클환·헤라환'

〰️ '헤라클환·헤라환'으로 불가능했던 탈모의 근원적 치료가 가능하게 되었습니다

치료가 불가능했던 남성형 탈모, 여성형 탈모를 '헤라클환·헤라환'이 도와드립니다.

그동안 탈모 치료, 불가능하였습니다. 기존 의료에서 탈모의 여러 가지 원인 중 하나인 5-알파환원효소를 억제하는 피나스테티드, 두타스테티드의 약물이 일정 부분 도움이 된 것도 사실이지만 여러 가지 문제점을 안고 있습니다.

그리하여 불치의 숙명처럼 받아들일 수밖에 없었던 탈모 치료를 위해서 '난치성 질환 치료에 대한 노하우'를 바탕으로 '헤라클환·헤라환'을 개발하였습니다.

남성형 탈모를 위한 '헤라클환'

M자형 탈모를 위한 '헤라클M환'

O자형 탈모를 위한 '헤라클O환'

U자형 탈모를 위한 '헤라클MU환', '헤라클OU환'

여성형 탈모를 위한 '헤라환'

산후 탈모를 위한 '헤라산후환'

갱년기 탈모를 위한 '헤라갱년기환' 등등.

'헤라클환·헤라환'은 다양한 탈모 유형에 따라 정확하게 복용해야 합니다

탈모에는 다양한 유형의 탈모가 있습니다.

남성형 탈모와 여성형 탈모가 있습니다.

남성형 탈모에는 M자형 탈모, O자형 탈모, U자형 탈모가 있습니다.

여성형 탈모에는 다낭성 탈모, 산후 탈모, 갱년기 탈모가 있습니다.

질환별 탈모에는 갑상선 탈모, 지루성 탈모, 영양결핍성 탈모, 항암 탈모, 빈혈 탈모 등이 있습니다.

이렇게 다양한 유형의 탈모에는 탈모 유형에 따른 정확한 원인과 기전을 치료할 수 있는 '헤라클환·헤라환'이 따로 있습니다.

남성형 탈모 중 M자형 탈모 환자에게 '헤라클O환'은 효과적이지 않으며,

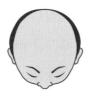

| M자형 탈모 | O자형 탈모 | U자형 탈모 | 복합형 탈모 |

남성형 발보 중 O자형 탈모 환자에게 '헤라클M환'은 효과적이지 않습니다.

이렇게 다양한 유형의 탈모별로 적합한 '헤라클환·헤라환'이 설정 되어야 합니다.

즉, 남성형 탈모에는 남성형 탈모에 적합한 '헤라클M환', '헤라클 MU환', '헤라클O환', '헤라클OU환'이 정확하게 적용되어야 합니 다.

여성형 탈모에는 여성형 탈모에 적합한 '헤라다낭성환', '헤라산후 환', '헤라갱년기환'이 정확하게 적용되어야 합니다.

또한 당연히 질환별 탈모에는 해당하는 질환에 따른 탈모를 치료 할 수 있는 '헤라클환·헤라환'이 적용되어야 합니다.

'헤라클환·헤라환'은 유형별 탈모의 원인과 기전에 따라 다르게 치료해야 합니다

탈모의 다양한 유형에 따라 원인과 기전이 다르기에 '헤라클환·헤 라환'으로 근원적 원인과 기전을 치료하여야 합니다.

탈모는 동일한 원인과 기전에서 비롯되지 않습니다. 탈모의 유형에는 크게 남성형 탈모와 여성형 탈모가 있습니다. 탈모의 가장 핵심적인 원인은 '혈허'입니다. 다만, 탈모의 유형에 따라 세부적인 기전이 달라집니다.

남성 M자형 탈모는 '혈허'와 더불어 '신음허'가 겹쳐 있습니다.

남성 O자형 탈모는 '혈허'와 더불어 '신양허'가 겹쳐 있습니다.

여성 산후 탈모는 '혈허'와 더불어 '간혈허'가 겹쳐 있습니다.

여성 갱년기 탈모는 '혈허'와 더불어 '간기울'이 겹쳐 있습니다.

따라서 그 치료도 달라야 합니다.

남성 M자형 탈모는 '혈허'와 '신음허'를 치료하기 위한 '헤라클M환'으로 접근해야 합니다.

남성 O자형 탈모는 '혈허'와 '신양허'를 치료하기 위한 '헤라클O환'으로 접근해야 합니다.

여성 산후 탈모는 '혈허'와 '간혈허'를 치료하기 위한 '헤라산후환'으로 접근해야 합니다.

여성 갱년기 탈모는 '혈허'와 '간기울'을 치료하기 위한 '헤라갱년기환'으로 접근해야 합니다.

탈모의 유형에 따라 원인과 기전이 다르기에 '헤라클M환, 헤라클O환, 헤라클U환, 헤라산후환, 헤라갱년기환, 헤라다낭성환' 등으로 근원적인 치료를 해야 합니다.

'헤라클환·헤라환'은 동일한 명칭이 아닙니다

남성형 탈모의 '헤라클환', 여성형 탈모의 '헤라환'은 유형별로 명칭된 치료약물의 통칭입니다. 즉, '헤라클환·헤라환'에는 다양한 종류가 있습니다. '헤라클환·헤라환'은 탈모의 유형에 따른 총칭적인 명칭이라고 보면 됩니다.

탈모의 유형을 몇 가지 기준으로 나눌 때,

첫째, 성별로 나누면 남성형 탈모와 여성형 탈모가 있습니다.

둘째, 연령별로 나누면 소아형 탈모와 성인형 탈모, 노인형 탈모가 있습니다.

셋째, 질환별로 나누면 갑상선 탈모, 다낭성 탈모, 지루성 탈모, 항암 탈모, 영양결핍성 탈모, 빈혈 탈모 등 다양합니다.

'헤라클환'은 남성형 탈모를 치료하는 약물의 총칭입니다.

남성형 탈모를 치료하는 총칭적인 치료약물은 '헤라클환'이며,

M자형 탈모의 치료약물은 '헤라클M환'이며,

O자형 탈모의 치료약물은 '헤라클O환'이며,

U자형 탈모의 치료약물은 '헤라클MU환'이나 '헤라클OU환'입니다.

'헤라환'은 여성형 탈모를 치료하는 약물의 총칭입니다.

여성형 탈모를 치료하는 총칭적인 치료약물은 '헤라환'입니다.

산후의 여성 탈모를 치료하는 약물은 '헤라산후환'이며,

갱년기의 여성 탈모를 치료하는 약물은 '헤라갱년기환'입니다.

질환별 탈모 치료약물은 질환명에 따라 '헤라클질환명환' 혹은 '헤라질환명환'으로 명명된다고 보면 됩니다.

⚡ 남성형 탈모는 '헤라클환'으로, 여성형 탈모는 '헤라환'으로 도와드립니다

남성형 탈모에는 '헤라클환'으로, 여성형 탈모에는 '헤라환'으로 '양모와 육모, 발모'를 도와드립니다.

남성형 탈모 중에도,

M자형 탈모가 있으며, M자형 탈모에는 '헤라클M환'으로,

O자형 탈모가 있으며, O자형 탈모에는 '헤라클O환'으로,

U자형 탈모가 있으며, U자형 탈모에는 '헤라클U환'으로 도와드립니다.

U자형 탈모를 조금 더 세분화하자면,

M자형 탈모에서 진행된 MU자형 탈모와 O자형 탈모에서 진행된 OU자형 탈모가 있습니다.

MU자형 탈모에는 '헤라클MU환'으로, OU자형 탈모에는 '헤라클OU환'으로 도와드립니다.

여성형 탈모 중에도,

산후 탈모가 있으며, 산후 탈모에는 '헤라산후환'으로,

다낭성 탈모가 있으며, 다낭성 탈모에는 '헤라다낭성환'으로,

갱년기 탈모가 있으며, 갱년기 탈모에는 '헤라갱년기환'으로 도와드립니다.

질환별 탈모 중에도,

갑상선 탈모가 있으며, 갑상선 탈모에는 '헤라클·헤라 갑상선환'
으로,

지루성 탈모가 있으며, 지루성 탈모에는 '헤라클·헤라 지루성환'
으로,

영양결핍성 탈모가 있으며, 영양결핍성 탈모에는 '헤라클·헤라 영
양결핍환'으로,

항암 탈모가 있으며, 항암 탈모에는 '헤라클·헤라 항암환'으로,

빈혈 탈모가 있으며, 빈혈 탈모에는 '헤라클·헤라 빈혈환'으로 도
와드립니다.

〰️ '헤라클M환'으로 남성 앞이마 M자형 탈모를 도와드립니다

'헤라클M환'이 이마 부위의 모발 모유두세포를 활성화하여 모모
세포의 분화 및 증식을 도와드립니다.

남성형 탈모 중 M자형 탈모는 '기존 탈모 치료'로 대중적인 대응
조차 없는 최고의 난치성 질환입니다. 단지, '기존 탈모 치료'에서
는 총 모발수의 감소에도 불구하고 모발 이식을 통한 헤어라인을
형성시키는 방법밖에 없습니다. 즉, 기존의 혈관 확장제를 통한
외용제적 처치도 효과적이지 않으며, 기존의 5-알파환원효소 억
제를 통한 내복약적 처치도 효과적이지 않습니다.

이러한 이유는 M자형 탈모의 발생 부위인 이마 부위의 모발 모유
두세포가 다른 부위의 모발 모유두세포와 다름을 의미합니다.

따라서 이마 부위의 모발 모유두세포의 활성화와 더불어 줄기세

포의 모모세포로의 분화 및 증식을 도울 수 있어야 M자형 탈모를 치료할 수 있습니다.

'헤라클M환'은 이마 부위의 모발 모유두세포를 활성화시키고 모모세포의 분화 및 증식을 도와 M자형 탈모를 근원적으로 도와드릴 수 있습니다.

여성형 탈모에 비해서 상대적으로 치료가 어려운 남성형 탈모입니다. 그중에서도 고난도의 M자형 탈모, 또 M자형 탈모에서 더 악화된 U자형 탈모. 그러한 남성 MU자형 탈모를 30년간 겪어 보았기에 탈모인들의 고통을 어느 정도 이해하고 있습니다.

지금까지 숱한 시술 및 치료와 보조제 등의 활용에도 불구하고 해결점을 찾지 못한 상태에서 나날이 절망에 빠져 지내는 탈모 환자분들도 많을 것입니다.

앞이마 M자형 탈모인들의 모발 줄기세포를 분화시키고 모유두세포를 활성화시켜 모모세포가 증식화할 수 있도록 '헤라클M환'이 도와드립니다.

〰️ '헤라클O환'으로 남성 정수리 O자형 탈모를 도와드립니다

남성형 탈모에는 M자형 탈모, O자형 탈모, U자형 탈모가 있습니다. U자형 탈모에는 M자형 탈모에서 시작된 탈모, O자형 탈모에서 시작된 탈모가 있습니다.

남성형 탈모 중 많은 부분을 차지하고 있는 정수리 O자형 탈모는 유전형 남성 탈모 중 많은 분들이 앓고 있는 탈모 형태입니다. 물론 유전적 성향이 없는 경우에도 탈모를 앓는다면 대개 정수리 탈모인 O자형 탈모입니다.

'헤라클O환'으로 남성 정수리 탈모인 O자형 탈모와 관련된 모유두세포를 활성화하여야 합니다.

정수리 O자형 탈모는 '혈허'와 '양허'가 겹쳐 있는 상태입니다. 즉, 탈모의 기본 메커니즘인 '혈허'의 상태에서 '양허'가 진행되면서 정수리 O자형 탈모가 발생하게 됩니다. 물론 조금 더 심해지면 U자형 탈모로 진행됩니다.

이러한 '혈허와 양허'의 정수리 탈모인 O자형 탈모는 '헤라클O환'의 복용을 통해 근원적으로 치료할 수 있습니다.

'헤라클O환'의 1일 3회 복용을 기준으로 한다면,

45일 이후에 '양모 효과'인 머리카락의 덜 빠짐을 느낄 수 있으며,

90일 이후에 '육모 효과'인 머리카락의 잘 자람을 느낄 수 있으며,

135일 이후에 '발모 효과'인 머리카락의 더 나옴을 느낄 수 있습니다.

'헤라클O환'의 1일 15회 복용을 기준으로 한다면,

9일 이후에 '양모 효과'인 머리카락의 덜 빠짐을 느낄 수 있으며,

18일 이후에 '육모 효과'인 머리카락의 잘 자람을 느낄 수 있으며,

27일 이후에 '발모 효과'인 머리카락의 더 나옴을 느낄 수 있습니다.

'헤라클O환'이 정수리 O자형 탈모를 극복할 수 있도록 도와드립니다.

'헤라클O환'은 정수리 부근의 머리카락 줄기세포를 활성화하고, 모유두세포를 활성화하며, 모모세포를 활성화함으로써 정수리 O

자형 탈모가 치료될 수 있도록 도와드립니다.

〃 '헤라클U환'으로 남성 U자형 탈모를 도와드립니다

U자형 탈모는 최악의 탈모입니다. '헤라클MU환, 헤라클OU환'을 통해서 근원적으로 '발모의 희망'을 확인할 수 있습니다.

증상만으로 보자면 U자형 탈모가 가장 심합니다. 그런데 U자형 탈모에는 M자형 탈모에서 비롯된 MU자형 탈모가 있으며, O자형 탈모에서 비롯된 OU자형 탈모가 있습니다.

즉, U자형 탈모는 MU자형 탈모와 OU자형 탈모로 나눌 수 있습니다. 두 가지 유형의 U자형 탈모 중에서 M자형에서 비롯된 MU자형 탈모가 최강입니다. 상대적으로 O자형에서 비롯된 OU자형 탈모는 그나마 덜 심각합니다.

필자는 최악의 U자형 탈모입니다. 탈모의 경력도 30년일 정도로 대단한 이력입니다. 더구나 최악, 최강의 MU자형 탈모입니다.

따라서 필자의 탈모를 정리하자면 최강의 M자형에서 비롯된 최악의 U자형 탈모이고, 극악의 MU자형 탈모이며, 탈모 경력도 30년일 정도로 불치에 가까운 탈모였습니다.

이러한 '최강 M자형의 최악 U자형 탈모'를 '헤라클MU환'이 근원적으로 도와드립니다. 그러니 최강보다 조금 덜 어려운 O자형에서 비롯된 U자형 탈모인 OU자형 탈모를 '헤라클OU환'으로 근원적 치료를 도와드릴 수 있습니다.

U자형 탈모를 동일하게 바라보면 안 됩니다.

앞이마에서부터 뒷머리까지 머리카락이 빠지는 경우를 'U자형 탈모'라고 일컫습니다.

아마도 탈모인들 중에서 가장 심한 증상의 탈모가 아닐까 합니다.

U자형 탈모에는 2가지 유형이 있습니다.

첫째, M자형 탈모에서 시작한 U자형 탈모가 있고,

둘째, O자형 탈모에서 시작한 U자형 탈모로 나눕니다.

그런데 이러한 U자형 탈모를 동일하게 접근하면 치료가 되지 않습니다. 왜냐하면 U자형 탈모로 진행하는 경로 중 M자형 탈모에서 시작해 U자형 탈모로 진행하는 경우에는 '혈허'와 '음허'가 심해진 상태입니다. 그런 반면 O자형 탈모에서 시작해 U자형 탈모로 진행하는 경우에는 '혈허'와 '양허'가 심해진 상태입니다.

사실 필자의 탈모 유형은 U자형 탈모입니다. 그 정도로 심한 탈모입니다. M자형 탈모에서 시작한 U자형 탈모가 더 지독한 탈모입니다만, 어찌되었든 U자형 탈모에 대해서는 구분을 해야 합니다.

U자형 탈모 중에서도 M자형 탈모에서 시작한 탈모는 '헤라클MU환'으로 근원적 치료를 도와드릴 수 있습니다.

U자형 탈모 중에서도 O자형 탈모에서 시작한 탈모는 '헤라클OU환'으로 근원적 치료를 도와드릴 수 있습니다.

'헤라클MU환·헤라클OU환'은 줄기세포가 모모세포로 분화됨을 도와드리며, 모유두세포가 활성화됨을 도와드리며, 모모세포가 증식화됨을 도와드려 남성 U자형 탈모가 치료될 수 있도록 도와드립니다.

⟋⟋⟋ '헤라클MU환'으로 남성 MU자형 탈모를 도와드립니다

최고 난치의 유전 M자형 탈모에서 시작한 U자형 탈모를 근원적으로 치료해 갑니다.

유전적 M자형 탈모에서 시작된 U자형 탈모인 최강·최악의 MU자형 탈모!

MU자형 탈모인 필자의 탈모를 절망에서 희망으로 바꾸어 가기에 그 외의 탈모는 덜 어렵습니다.

30년 경력의 유전 U자형 탈모, 더구나 M자형에서 시작한 최고의 난치성 탈모인 MU자형 탈모!

직접적으로 한의약과 인연이 된 이후 '인간의 생리와 병리'에 대한 물음을 화두로 삼아 답을 찾고자 노력했습니다. 특히 탈모 이외에도 고질적인 난치성 질환을 중심으로 더더욱 연구에 매진해 온 그간의 시절이었습니다.

M자형 탈모에서 시작된 U자형 탈모에 대한 연구도 중간 중간 화두로 대두되었지만, '생명의 위협과 직접적으로 연관된 난치성 질환'에 대한 연구에 조금 더 집중하다 보니 M자형 탈모에서 기인한 U자형 탈모의 물음과 답에 대한 과정이 상대적으로 길어졌습니다.

이미 M자형이 아닌 U자형을 넘어 한참 뒤로 밀려난 머리카락은 아주 오래전부터 다른 동년배분들에 비해서 '나이 많음'으로 여겨질 수밖에 없었던 가슴 아픈 추억이 되었습니다.

그러나 지난 시절 다른 곳에서는 치료할 수 없는 난치성 질환을 치료하기 위해 '인간의 생리와 병리'에 대한 다각적인 연구가 있었기에 비로소 탈모 중 최고 난치인 M자형 탈모에서 기인한 U자형 탈모 치료가 가능한 시점에 이른 것 같습니다.

요즘은 '헤라클MU환'으로 영원히 치료 불가능으로 알려진 유전형 남성M자형 탈모의 경력에 매일매일, 아니 매 순간마다 흠집을 내고 있습니다. 물론 '즐기운 경력 단절의 흠집'입니다.

'헤라클MU환'으로 유전형 남성M자형을 지나 U자형 탈모인 필자의 머리카락이 매 순간 새롭게 나오고 있습니다.

최강·최악의 M자형 탈모에서 기인한 U자형 탈모인 MU형 탈모 치료가 가능하기에 O자형 탈모에서 기인한 U자형 탈모도, M자형 탈모도, O자형 탈모도, 갱년기 탈모도, 산후 탈모도, 갑상선 탈모도, 지루성 탈모도, 다낭성 탈모도, 영양결핍성 탈모도, 항암 탈모도, 빈혈 탈모도, 기타 다양한 탈모는 당연히 치료될 수 있습니다.

즉, M자형에서 기인한 U자형 탈모가 가장 어려운데 지난 30년 동안 겪은 필자의 M자형에서 기인한 U자형 탈모가 서서히 '발모'로 진행되고 있기에 그 외의 탈모들은 상대적으로 덜 어렵습니다.

'헤라클OU환'이 O자형에서 시작한 U자형 탈모의 치료를 도와드립니다

남성 정수리 탈모인 O자형 탈모는 상대적으로 앞이마 탈모인 M자형 탈모에 비해서 아주 지독하지는 않습니다.

M자형 탈모만으로도 지독하리만큼 치료가 어려운 탈모 형태인

데, M자형 탈모가 점진적으로 진행돼 최종적으로 도달한 U자형 탈모인 MU자형 탈모는 거의 불치에 가까우리만큼 정말 지독합니다.

즉, 앞이마 탈모인 M자형 탈모는 난치성 질환인 탈모 중에서도 가장 최고 난이도의 탈모입니다. 더구나 M자형 탈모가 더 진행된 MU형 탈모는 거의 범접할 수 없을 정도의 난치성 질환이라고 보면 됩니다.

이에 비해서 남성 정수리 탈모인 O자형 탈모는 조금 쉬울 수도 있는 탈모 유형입니다. 다만 O자형에서 시작하여 오랫동안 진행되면 U자형 탈모가 되는데 OU자형 탈모는 O자형 탈모에 비해 상당히 까다로운 탈모 질환입니다.

따라서 OU자형 탈모는 오랫동안 진행된 U자형 탈모이기에 다른 초기 유형의 탈모보다 '헤라클환'의 복용을 더 많이, 더 자주 하면 차근차근 점차적으로 좋아질 수 있도록 도와드립니다. 즉, '헤라클OU환'이 O자형에서 시작한 U자형 탈모를 도와드립니다.

'헤라환'만으로 여성형 탈모를 근원적으로 치료합니다

다양한 형태의 여성 탈모에서 핵심 원리는 '혈허'와 '여성호르몬의 불균형'입니다. 이를 '헤라환'으로 도와드립니다. 즉, '헤라환'이 여성형 탈모를 도와드립니다.

여성형 탈모에는 크게 산후 탈모와 갱년기 탈모가 있습니다.

여성형 탈모는 '혈허'와 더불어 여성호르몬의 불균형으로 인해 주로 나타나게 됩니다. 여성호르몬 불균형으로 인한 탈모의 대표적인 유형이 산후 탈모, 갱년기 탈모입니다.

따라서 여성형 탈모의 핵심 원인인 '혈허'를 기반으로 '호르몬의 불균형'을 조절하여 치료할 수 있는 '헤라환'만으로 여성형 탈모를 도와드립니다.

'헤라환'이 여성형 정수리 탈모를 '가르마 탈모'로 명칭합니다

'헤라클·헤라 혁명'에서는 남성 정수리 탈모를 'O자형 탈모'로, 여성 정수리 탈모를 '가르마 탈모'로 구분하여 명칭합니다. 즉, 정수리 탈모에는 남성 정수리 탈모와 여성 정수리 탈모가 있습니다.

남성의 정수리 탈모를 '남성 O자형 탈모'로 명칭하며,

여성의 정수리 탈모를 '여성 가르마 탈모'로 명칭합니다.

유사한 정수리 탈모임에도 불구하고 남성 정수리 탈모를 O자형 탈모로, 여성 정수리 탈모를 가르마 탈모로 구분하는 이유가 있습니다.

첫째, 비록 동일한 정수리 탈모이지만 남성 정수리 탈모인 O자형 탈모와 여성 정수리 탈모인 가르마 탈모의 원인이 다르기 때문입니다.

둘째, 비록 동일한 정수리 탈모이지만 남성 정수리 탈모인 O자형 탈모와 여성 정수리 탈모인 가르마 탈모의 증상이 다르기 때문입니다.

따라서 '헤라클·헤라 혁명'에서는 남성 정수리 탈모를 '남성 O자형

탈모'라고 명칭하고, 여성 정수리 탈모를 '여성 가르마 탈모'라고
명칭합니다.

〽 '헤라환'이 여성의 정수리 탈모인 가르마 탈모를 도와드립니다

여성형 탈모는 남성형 탈모와 다른 원인과 기전을 지닙니다. 물
론 남성형 탈모와 달리 형태도 다릅니다.

여성형 탈모의 정수리 탈모는 남성의 정수리 탈모와 발생 위치가
유사하지만, 증상이 다름을 확인할 수 있습니다.

남성의 정수리 탈모인 O자형 탈모는 말 그대로 정수리 부위에 O
자 형태로 탈모가 이루어집니다. 그러나 여성의 정수리 탈모인
가르마 탈모는 말 그대로 가르마 부위를 중심으로 좌우로 빠지며,
이마 방향에서 점점 더 넓어지는 트리 형태의 탈모 유형을 보입니
다.

남성의 정수리 탈모인 O자형 탈모는 '혈허'에 '양허'가 겹쳐 있는
상태입니다.

이에 비해서 여성의 정수리 탈모인 가르마 탈모는 '혈허'에 '폐양
허'가 겹쳐 있는 상태입니다. 즉, '혈허'를 기반으로 하여서 '폐양
허'가 진행된 상태가 여성형 탈모입니다.

'헤라환'만의 복용으로 여성형 탈모를 극복할 수 있도록 도와드립
니다. '헤라환'만으로 '혈허'와 '폐양허'를 도와 여성형 탈모로부터
벗어날 수 있도록 도와드립니다.

〰️ '혜라산후환'이 여성의 산후 탈모를 도와드립니다

산후 탈모는 임신과 출산 과정의 불균형으로 발생합니다. '혜라산후환'이 임신과 출산으로 인한 산후 탈모를 근원적으로 도와드립니다.

축복받아야만 하는 임신과 출산이지만, 임산부인 임마로서의 임신과 출산은 상당히 부담스럽고 몸에도 여러 가지 변화를 일으킵니다. 특히, 임신과 출산으로 인한 '혈허'의 상태가 산후 탈모를 유발합니다.

'혜라산후환'은 줄기세포의 모모세포로의 분화를 돕고, 모유두세포의 활성화를 돕고, 모모세포의 증식화를 돕기 때문에 산후 탈모가 근원적으로 치료됩니다.

'혜라산후환'을 1일 3회 복용을 기준으로 하면,

45일 이후 '양모 효과'로 머리카락이 덜 빠짐을 느끼게 될 것이며,

90일 이후 '육모 효과'로 머리카락이 잘 자람을 느끼게 될 것이며,

135일 이후 '발모 효과'로 머리카락이 더 나옴을 느끼게 될 것입니다.

만약 '혜라산후환'을 1일 12회로 복용을 늘리면,

11~12일 이후 '양모 효과'로 머리카락이 덜 빠짐을 느낄 수 있으며,

23~24일 이후 '육모 효과'로 머리카락이 잘 자람을 느낄 수 있으며,

35~36일 이후에 '발모 효과'로 머리카락이 더 나옴을 느낄 수 있습니다.

‘헤라갱년기환’이 여성의 갱년기 탈모를 도와드립니다

‘갱년기 탈모’를 ‘헤라갱년기환’만으로 탈모의 힘겨움에서 발모의 즐거움으로 도와드립니다.

여성형 탈모에는 크게 2가지 형태가 있습니다. 산후 탈모와 갱년기 탈모입니다.

여성의 갱년기와 관련한 증상은 정말 다양합니다. 갱년기의 가장 근본적인 원인은 에스트로겐, 프로게스테론, 뇌하수체 등의 호르몬 불균형입니다.

그런데 비록 갱년기의 근본원인인 호르몬 불균형을 인위적으로 조절한다고 해서 갱년기 탈모가 치료되지는 않습니다.

갱년기 탈모는 노화의 과정으로 에스트로겐, 프로게스테론, 뇌하수체, 성호르몬 등의 불균형을 조절하면서 ‘헤라갱년기환’으로 ‘혈허’의 갱년기 탈모를 치료함으로써 갱년기 탈모로부터 벗어날 수 있습니다.

‘헤라갱년기환’을 1일 3회 복용하면,

45일 이후에 ‘양모 효과’로 머리카락이 덜 빠짐을 경험하게 되며,

90일 이후에 ‘육모 효과’로 머리카락이 더 자람을 경험하게 되며,

135일 이후에 ‘발모 효과’로 머리카락이 더 나옴을 경험하게 될 것입니다.

‘헤라갱년기환’을 1일 6회를 복용한다면,

22~23일 이후 ‘양모 효과’로 머리카락이 덜 빠짐을 경험할 것이며,

45~46일 이후 ‘육모 효과’로 머리카락이 잘 자람을 경험할 것이며,

68~69일 이후에 '발모 효과'로 머리카락이 더 나옴을 경험할 것입니다.

남성형 탈모의 부위별 탈모와 발모 순서를 이해하여야 합니다

M자형 탈모의 탈모 순서와 발모 순서, O자형 발모의 탈모 순서와 발모 순서를 잘 이해해야 합니다.

남성형 탈모 중 M자형 탈모의 순서 | 앞이마에서 시작하여 가르마를 타고 정수리까지 진행됨으로써 U자형 탈모가 됩니다.

남성형 탈모 중 O자형 탈모의 순서 | 정수리에서 시작하여 가르마를 타고 앞이마까지 진행됨으로써 U자형 탈모가 됩니다.

남성형 탈모 중 M자형 탈모의 헤라클M환에 의한 발모순서 | 정수리에서 시작하여 가르마를 타고 앞이마까지 진행됨으로써 발모가 이루어지게 됩니다.

남성형 탈모 중 O자형 탈모의 헤라클O환에 의한 발모순서 | 앞이마에서 시작하여 가르마를 타고 정수리까지 진행됨으로써 발모가 이루어지게 됩니다.

MU자형 탈모와 MU자형 발모의 진행 순서를 이해하여야 합니다

MU자형 탈모의 발생순서는 다음과 같습니다.

앞이마의 발제 부근이 점점 더 뒤로 밀리게 되면서 M자형의 탈모가 발생하게 됩니다.

그 다음으로는 앞머리의 옆머리카락이 연모화되는 과정입니다.

그 다음으로는 정수리 부근의 가르마 부근 머리카락이 얇아지면서 더 뒤로 밀리게 됩니다.

그 다음으로는 정수리 부근에서 앞이마 쪽으로 전진하고, 정수리 부근에서 뒷머리카락 쪽으로 후진하게 됨으로써 U자형 탈모가 완성됩니다.

그렇다면 '발모'의 과정은 어떻게 진행될까요?

정수리 부근에서 뒷머리카락 쪽으로 후진하였던 머리카락이 점차적으로 정수리 부근으로 치고 올라가는 과정이 먼저 일어납니다.

앞머리의 옆머리카락이 다시금 성모화되는 과정입니다.

앞머리의 발제 부근이 점점 더 앞으로 진행됨으로써 M자형의 탈모가 서서히 발모로 진행됩니다.

원형 탈모는 자연치료율로 인해서 진료상 가장 어려운 탈모 유형입니다

원형 탈모는 치료를 도와드리기에 가장 위험한 탈모 유형입니다.

원형 탈모는 자연적으로 치료되는 경우가 있기에 탈모 진료상 가장 위험한 탈모 유형 중 하나입니다.

남성 M자형 탈모가 자연스럽게 치료될 확률은 '0%'입니다.

남성 O자형 탈모가 자연스럽게 치료될 확률은 '0%'입니다.

남성 U자형 탈모가 자연스럽게 치료될 확률은 '0%'입니다.

그래서 임상상 오히려 치료가 쉽습니다.

아주 모순적이지 않습니까?

이에 비해서 원형 탈모가 자연스럽게 치료될 확률은 '0%'가 아닙니다. 여기에 딜레마가 있습니다.

"원장님, 원형 탈모는 가만히 두면 난다고 하던데요?"라는 환자들의 시큰둥한 반응에 무어라 따로 드릴 말씀은 없습니다.

"원장님, 나을 때가 되어서 나은 것이 아닐까요?"라는 환자들의 무성의한 반응은 의료진의 긍정적 의욕을 꺾습니다.

"원장님, 치료시기를 놓쳐서 안 나는 거라고 다른 의사분이 말씀하시던데요?"라는 환자분들의 말씀을 들으면, 확신에 차서 그런 말씀을 하신 의료진의 무모한 배포가 부럽기도 합니다.

이렇듯 '자연적인 치료 확률 0%인 탈모'에 대해서는 불가능한 일을 가능토록 해 드리니 너무 즐겁습니다.

그런데 '치료가 어려운 난치성 원형 탈모'임에도 불구하고 치료해 드려도 '시큰둥하고 무성의한 반응'을 보일 수 있는 원형 탈모는 정말 정말 위험한 유형의 탈모입니다.

'기존 탈모 치료'로 치료되지 못한 원형 탈모, 도와드릴 수 있습니다

원형 탈모, '기존 탈모 치료'를 해봤음에도 불구하고 치료가 어려웠다면 '헤라클·헤라 혁명'이 도와드릴 수 있습니다. 기존 의료로 치료되지 못한 원형 탈모! 사실, 탈모 중 최악의 탈모는 유전형 남성

M자형 탈모에서 시작된 U자형 탈모인 남성 MU자형 탈모입니다. 지독한 M자형에서 시작된 U자형 탈모도 '헤라클MU환'으로 도와 드릴 수 있기에 원형 탈모는 그에 비해서는 어렵지 않을 수도 있습니다.

다만, 원형 탈모에 대한 낭설들이 워낙 많아서 100% 무언가를 확신할 수는 없습니다. 일부의 낭설 중에는 "원형 탈모는 그대로 두어도 다시금 난다."라는 주장과 "원형 탈모는 치료해도 낫지 않기에 치료해도 그만, 안 해도 그만"이라는 주장까지 참으로 어렵습니다.

여러 가지 낭설이 많음은 의료진과 환자와의 신뢰 형성이 쉽지 않음을 의미할 수도 있습니다.

차라리 가장 어려운 남성 MU형 탈모는 '어차피 기존 의료로 치료되지 않음을 이미 알기에 다 포기되었으니' 오히려 심리적 마지노선을 확인하고 도와드릴 수 있기에 '신뢰'가 빨리 형성될 수 있습니다.

이에 비해서 원형 탈모는 기존의 잘못 알려진 여러 가지 사실들로 '신뢰 형성'이 쉽지 않습니다. 만약 원형 탈모로 '기존 탈모 치료'를 시도해 보았음에도 불구하고 만족스러운 효과를 보지 못했다면 '헤라클·헤라 혁명'이 도와드릴 수 있습니다.

'헤라클환·헤라환'이 탈모 치료 난이도를 분석합니다

탈모 중 기존의 대중적 치료조차 불가능할 정도로 최고의 난치성 탈모인 남성 M자형 탈모!

남성형 탈모와 여성형 탈모만을 중심으로 난이도를 판단하여 보도록 하겠습니다.

남성형 탈모에는 크게 M자형 탈모, O자형 탈모, U자형 탈모가 있습니다.

여성형 탈모에는 크게 다낭성 탈모, 신후 탈모, 갱년기 탈모가 있습니다.

즉, M자형 탈모, O자형 탈모, U자형 탈모, 다낭성 탈모, 산후 탈모, 갱년기 탈모 중에서 상대적으로 덜 어려운 탈모부터 순서대로 나열해 보자면,

'여성 산후 탈모 〈 여성 다낭성 탈모 〈 여성 갱년기 탈모 〈 남성 O자형 탈모 〈 남성 M자형 탈모 〈 남성 U자형 탈모'로 규정할 수 있습니다.

여기서 남성 U자형 탈모는 M자형 탈모에서 더 진행된 상태이거나, O자형 탈모에서 더 진행된 상태이기에 당연히 더 심각합니다. 다만 O자형 탈모나 M자형 탈모보다 더 어렵지만 O자형 탈모와 M자형 탈모를 치료할 수 있으면 시간적인 부분이 더 소요되지만 당연히 U자형 탈모는 치료될 수 있습니다.

그렇다면 결론적으로 여러 유형의 탈모 중 가장 어려운 최고의 난이도를 가진 탈모, 실제적으로 대중적인 치료조차 불가능한 탈모가 남성 M자형 탈모입니다.

07

제약사항이 없는 '헤라클환·헤라환'

🔥 '헤라클환·헤라환'을 제약 없는 '오드리다이어트'와 견주어 봅니다

탈모 치료를 다이어트와 견주어서 설명을 드리면 조금 더 이해가 쉬울 듯합니다.

식이요법과 운동요법의 체수분 감소를 통한 100% 체중 감소의 기존 다이어트와 달리,

'오드리다이어트'는 괴로운 식이요법이 필요 없습니다.

'오드리다이어트'는 힘겨운 운동요법이 필요 없습니다.

더불어, 괴로운 식이요법과 힘겨운 운동요법으로 몸과 마음의 망가짐이 일어나는 기존 다이어트와 달리,

'오드리다이어트'는 혈관 건강 지수가 좋아집니다.

'오드리다이어트'는 혈관 건강 타입이 좋아집니다.

'오드리다이어트'는 세포 건강 나이가 좋아집니다.

동일한 이치로,

탈모 치료는 양모조차도 어려운 '기존 탈모 치료'와 '양모, 육모뿐만 아니라 발모'까지 가능한 '헤라클환·헤라환'을 견주도록 하겠습니다.

내복치료와 외치치료의 양모 효과를 통한 100% 현상 유지의 '기존 탈모 치료'와 달리,

'헤라클환·헤라환'은 괴로운 보조요법이 필요 없습니다.

'헤라클환·헤라환'은 힘겨운 외치요법이 필요 없습니다.

더불어, 괴로운 보조요법과 힘겨운 외치요법으로도 현상 유지에 지나지 않는 '기존 탈모 치료'와 달리,

'헤라클환·헤라환'은 쉐딩현상이 없습니다.

'헤라클환·헤라환'은 간 기능 약화가 없습니다.

'헤라클환·헤라환'은 성적 능력 저하가 없습니다.

두려운 쉐딩현상이 일어나고, 간 기능이 약화되고, 성적 능력이 저하되는 '기존 탈모 치료'와 달리,

'헤라클환·헤라환'은 '양모, 육모, 발모'가 이루어집니다.

'헤라클환·헤라환'은 간 기능이 좋아집니다.

'헤라클환·헤라환'은 성적 능력이 향상됩니다.

'헤라클환·헤라환'이 외용제 없이, 시술 없이 도와드립니다

두피 전체로 보자면, 모발의 생장주기상 성장기, 퇴행기, 휴지기

의 한 주기가 마무리되는 휴지기 모발 비중이 상대적으로 높아지고, 성장기의 모발 비중이 낮아짐으로써 탈모가 진행됩니다.

모발 자체로 보자면, 모유두세포가 활성화되지 못하고 모모세포가 증식하지 못함으로써 탈모가 진행됩니다.

이러한 탈모의 진행 과정을 근원적으로 치료하기 위해서는 모낭의 줄기세포가 분화될 수 있도록 도와야 하며, 모유두세포가 활성화될 수 있도록 도와야 하며, 모모세포가 증식화될 수 있도록 도와야 합니다.

'헤라클환·헤라환'은 외용제 없이, 외치 시술 없이 오직 '헤라클환·헤라환'만으로 줄기세포의 분화를 촉진하고, 모유두세포의 활성화를 촉진하고, 모모세포의 증식화를 촉진하여 머리카락이 덜 빠질 수 있도록 '양모'를 돕고, 머리카락이 잘 자랄 수 있도록 '육모'를 돕고, 머리카락이 더 나올 수 있도록 '발모'를 도와드립니다.

'헤라클환·헤라환'이 제약사항 없이 도와드립니다

탈모의 원인에 대해서는 다양한 견해들이 피력되고 있습니다. 더구나 탈모를 극복하기 위한 방안들도 숱하게 나오고 있습니다.

그러나 정작 탈모 극복에 대한 핵심적인 언급들은 없이 통상적인 수준에서의 말씀들이십니다.

"스트레스 받지 마세요. 머리카락 더 빠집니다."

"담배를 끊으십시오. 머리카락이 더 빠집니다."

"술을 끊으십시오. 머리카락이 더 빠집니다."

그러나 술을 끊는다고 탈모가 '발모'로 바뀌지는 않습니다.

담배를 끊는다고 탈모가 '발모'로 바뀌지는 않습니다.

스트레스를 줄일 수도 없지만, 스트레스를 없앤다고 탈모가 '발모'로 바뀌지는 않습니다.

기존의 생활에 변화 없이 오직 '헤라클환·헤라환'만으로 '탈모의 절망'이 '발모의 희망'으로 바뀔 수 있도록 도와드리겠습니다.

'헤라클환·헤라환'이 일상의 변화 없이 도와드립니다

탈모를 앓고 계시는 분들은 '탈모의 절망'을 그대로 안고 가기에는 너무도 힘겹기에 여러 가지 수단과 방법을 강구해 볼 것입니다.

탈모에 악영향을 미치는 요소는 너무도 다양하고 많습니다. 그러다 보니 일상의 생활 속에서 숱한 변화를 주려고도 할 것입니다. 샴푸도 바꿔보고, 린스도 바꿔보고, 비누도 바꿔보고, 헤어제품도 바꿔보는 등 머리카락과 직접 닿는 그 무언가에 변화를 줘 보기도 할 것입니다. 그러나 긴가민가하다가 그냥 크게 효과적이지 않은 상태를 확인하게 됩니다.

일상에도 여러 가지 변화를 주려고도 할 것입니다.

'술을 덜 마셔볼까?'

'담배를 덜 피워볼까?'

'음식을 덜 먹어볼까?'

두피와 직접적인 연관은 없지만 내 몸에 문제가 있어 탈모가 나타난다고 생각하기에 그 무언가의 변화를 시도하기도 할 것입니다.

그러나 긴가민가하다가 그냥 크게 효과적이지 않은 상태를 확인하게 됩니다.

이렇게 우리는 '탈모의 고통'에서 벗어나기 위해서 숱한 노력들을 해보지만 결국 허무하게 아무런 의미 없음으로 '탈모의 진행'이라는 결과를 맞게 됩니다.

탈모에 나쁜 영향을 미치는 요인들을 일일이 다 제거할 수 있다면 치료적인 부분에서 더 긍정적일 수 있겠지만, 그러한 요소를 파악하고 진단하기도 어렵습니다.

'헤라클환·헤라환'은 지금 사용하는 샴푸, 린스, 비누, 보습제, 화장품 등등을 그대로 유지하기를 부탁드립니다.

기존에 사용하던 샴푸나 린스가 그 사이에 긍정적으로 작용하였을 수도 있으며, 부정적으로 작용하였을 수도 있으며, 아무런 영향을 미치지 않았을 수도 있습니다.

혹여 기존에 사용하던 샴푸나 린스가 그 사이에 부정적으로 작용하여서 탈모를 더 촉진하였다고 하더라도 '헤라클환·헤라환'을 복용하기 시작하면 기존 제품을 그대로 유지하는 것이 좋습니다.

왜냐하면 '헤라클환·헤라환'은 기존에 하고 있던 여러 가지 조건이 부정적이었다고 하더라도 그 모든 부정적 요소의 악영향을 뒤집어 '양모, 육모, 발모'의 선방향으로 돌릴 수 있기 때문입니다.

즉, 비록 지금 사용하는 제품 중 일부는 부정적일 수도 있지만, 중간에 다른 가변적인 변수가 개입됨으로써 '헤라클환·헤라환'이 원하는 방향성이 설정되지 않으면 오히려 혼란이 있을 수 있기에 그대로 사용하는 것이 좋습니다.

〰〰 '헤라클환·헤라환'은 세정제품 사용의 변수를 원치 않습니다

'헤라클환·헤라환'에서는 기존에 사용하던 세정제 제품을 바꿀 필요가 없습니다.

탈모를 방지하기 위한 수많은 샴푸와 린스 등 세정제 제품들이 쏟아져 나오고 있습니다. 혹여 여러 가지 여건상 가장 적합한 제품을 사용한다면 다행이지만, 그것은 거의 불가능에 가깝습니다.

탈모클리닉에서 "샴푸와 린스 등을 새롭게 바꾸는 것도 좋습니다."도 옳은 말씀이지만 현실적으로 쉽지 않습니다. 왜냐하면 과연 어떤 제품이 가장 적합할지 알 수가 없습니다. 그래서 오히려 균형한약의 '헤라클·헤라 혁명'에서는 따로 사용하는 샴푸나 린스 등의 세정제 제품을 바꾸지 않길 바랍니다.

왜냐하면 '헤라클환·헤라환'의 복용만으로 반드시 '양모 효과, 육모 효과, 발모 효과'가 순차적으로 나타나야 하는데 오히려 이전에 사용하던 제품을 바꿈으로써 외부적인 변수가 개입될 수도 있기 때문입니다.

비록 기존에 사용하던 제품들이 부정적인 영향을 미쳤을 수도 있지만, '헤라클환·헤라환'은 그러한 부정적인 영향까지도 감소시켜 긍정적인 방향으로 유도할 수 있기에 "기존에 사용하던 샴푸, 린스 등의 세정제를 바꾸지 마십시오."라고 말씀드립니다.

'헤라클·헤라 혁명'은 현재 혹은 나중의 일상생활을 그대로 유지하는 상황에서 이루어지면 됩니다. 즉, 다른 생활의 변화 없이 오직 '헤라클환·헤라환'의 복용만으로 '탈모의 절망'을 '발모의 희망'

으로 바꾸어 드릴 수 있도록 도와드립니다.

〰️ '헤라클환·헤라환'만으로 '양생법'을 병행하지 않아도 됩니다

'헤라클환·헤라환'은 '양생법'을 요구하지 않습니다.

"탈모 방지를 위해 술을 자제하십시오."

"탈모 방지를 위해 담배를 끊으십시오."

"탈모 방지를 위해 스트레스를 덜 받으십시오."

"탈모 방지를 위해 식사를 규칙적으로 하십시오."

"탈모 방지를 위해 주기적으로 운동을 하십시오."

물론 건강을 위해 좋은 지침입니다. 당연히 이 같은 규칙을 지킨다면 머리카락이 덜 빠질 수도 있을 것입니다.

그러나 핵심적인 원인과 맞물려 있지는 않기에 '헤라클·헤라 혁명'에서는 크게 주장하지 않습니다. 다만, 적절하게 위의 양생법을 실천하면 조금 더 좋아질 수 있을 확률은 높아질 수도 있습니다. '헤라클·헤라 혁명'은 일상의 변화 없이 '헤라클환·헤라환'의 복용만으로 진행해도 됩니다.

왜냐하면,

전적으로 약주 때문에 탈모가 일어난 것은 아니며,

전적으로 담배 때문에 탈모가 일어난 것은 아니며,

전적으로 스트레스 때문에 탈모가 일어난 것은 아니며,

전적으로 불규칙한 식사 때문에 탈모가 일어난 것은 아니며,

전적으로 운동부족 때문에 탈모가 일어난 것이 아니기 때문입니다.

즉, 적절한 생활상의 '양생법'은 조금 도움이 되겠지만, 핵심적인 요소는 아니기에 '헤라클·헤라 혁명'에서는 큰 의미를 두지 않습니다.

헤라클환·헤라환'만으로 '탈모의 절망'을 '발모의 희망'으로 변화시켜 드립니다

'기존 탈모 치료'에는 무수히 다양한 방법들이 있습니다.
- 외용제
- 경구용 내복약
- 모발이식수술
- 두피약물주입
- 탈모방지 샴푸
- 탈모방지 영양제
- 두피마사지
- 경결근육마사지 등등.

무수히 많은 방법들의 동원에도 불구하고 부작용이나 문제점 등을 차치하고서도 탈모는 극복할 수 없는 대상이 되었습니다.

'헤라클·헤라 혁명'은 '기존 탈모 치료'와 달리 '헤라클환·헤라환'만으로 '탈모 절망의 나락'에서 '발모 희망의 비상'으로 도약할 수 있도록 도와드리고 있습니다.

✎ '헤라클환·헤라환'만으로 줄기세포의 분화,
모유두세포의 활성화, 모모세포의 증식을 도와드립니다

'기존 탈모 치료'에서는 바르는 외용제를 포함해 복용하는 경구용
약물, 탈모 샴푸를 포함한 세정제 등등 다양한 수단이 강구됩니
다.

그럼에도 불구하고 근원적인 치료가 이루어질 수 없을 뿐만 아니
라 '양모' 이외에 '육모'나 '발모'가 이루어지는 경우는 흔치 않습니
다.

이에 비해서 '헤라클·헤라 혁명'은 오직 '헤라클환·헤라환'만으로
도와드립니다.

두피에 대한 직접적인 시술도 필요 없습니다.

모발에 대한 간접적인 영양도 필요 없습니다.

'헤라클환·헤라환'이 직접적으로 줄기세포의 모모세포로의 분화
를 도와드리며, 모유두세포의 활성화를 도와드리며, 모모세포의
증식화를 도와드려 머리카락이 지금보다 덜 빠지고, 지금보다 잘
자라고, 지금보다 더 나올 수 있도록 해 드립니다.

✎ '헤라클환·헤라환'만으로 '양모, 육모, 발모'를 도와드립니다

'헤라클환·헤라환'만으로 지금보다 머리카락이 덜 빠질 수 있도록
도와드립니다.

'헤라클환·헤라환'만으로 지금보다 머리카락이 잘 자랄 수 있도록

도와드립니다.

'헤라클환·헤라환'만으로 지금보다 머리카락이 더 나올 수 있도록 도와드립니다.

기존의 생활 패턴에서 전혀 새롭게 무언가를 할 필요가 없습니다.

기존의 드시는 음식물이든, 기존에 사용하던 제품이든 모든 기존의 생활 패턴을 그대로 유지한 상태에서 오직 '헤라클환·헤라환'만의 복용만으로,

지금보다 머리카락 덜 빠짐의 '양모 효과'를 도와드리며,

지금보다 머리카락 잘 자람의 '육모 효과'를 도와드리며,

지금보다 머리카락 더 나옴의 '발모 효과'를 도와드릴 수 있습니다.

08

다다익선의 '헤라클환·헤라환'

﹏⃰⃰⃰ '헤라클환'은 다다익선입니다

'헤라클환'은 탈모의 기존 대중적 치료가 아닌 근원적 치료로 더 많이, 더 자주 복용할수록 좋습니다.

'헤라클환'은 '기존 탈모 치료'와 달리 쉐딩현상이 없습니다.

'헤라클환'은 '기존 탈모 치료'와 달리 간 기능 약화가 없습니다.

'헤라클환'은 '기존 탈모 치료'와 달리 성적 능력 저하가 없습니다.

즉, 쉐딩현상과 간 기능 약화와 성적 능력 저하의 '기존 탈모 치료'와 달리 '헤라클환'은 쉐딩현상이 없으며, 간 기능이 좋아지며, 성적 능력이 향상됩니다.

'헤라클환'은 줄기세포의 분화를 촉진합니다. 따라서 '다다익선'입니다.

'헤라클환'은 모유두세포의 활성을 촉진합니다. 따라서 '다다익선'

입니다.

'헤라클환'은 모모세포의 증식을 촉진합니다. 따라서 '다다익선'입니다.

'기존 탈모 치료'와 달리 '헤라클환'은 복용하자마자 '양모, 육모, 발모 효과'가 있습니다.

'기존 탈모 치료'와 달리 '헤라클환'은 복용하자마자 간 기능 호전이 있습니다.

'기존 탈모 치료'와 달리 '헤라클환'은 복용하자마자 성적 능력 향상이 있습니다.

따라서 '헤라클환'은 다다익선으로 더 많이, 더 자주 복용하면 복용할수록 좋습니다.

'헤라환'은 다다익선입니다

여성형 탈모는 '혈허'에 '한열'의 문제가 겹치면서 발생하므로 남성형 탈모와는 다릅니다.

여성형 탈모는 남성형 탈모와 조금 다른 원인과 기전을 가집니다. 여성형 탈모는 남성형 탈모와는 다른 특징을 지닙니다.

남성형 탈모는 '혈허'를 기본으로 하면서 '음허'와 '양허'의 양상에 따라서 M자형 탈모와 O자형 탈모, U자형 탈모로 유형이 달라지면서 발생하게 됩니다.

그러나 여성형 탈모는 '혈허'를 기본으로 하면서 '음양'의 문제가 아닌 '한열'의 문제에 따라서 유형이 달라지게 됩니다.

즉, 여성형 탈모의 대체적인 흐름은 '혈허'를 기본으로 형성되지만, 산후 탈모는 '혈허'에 '실열'이 겹치면서 발생하게 되며, 갱년기 탈모는 '혈허'에 '허열'이 겹치면서 발생하게 됩니다.

따라서 여성형 탈모를 치료하기 위해서는 '헤라환'을 적절하게 조절하여야 합니다. 이러한 '헤라환'이 몸의 '혈허'를 치료하기에 '다다익선'이 됩니다.

⚕ 더 빠름을 위해서는 하루에 3회 이상으로 복용하십시오

'헤라클환·헤라환'의 복용은 3회 이상, 2회, 1회 순서대로 진행하면 됩니다.

"원장님, '헤라클환·헤라환'을 하루에 9회 복용하면서 머리카락이 이전보다 덜 빠지고, 더 자라고, 이제는 새롭게 더 나는데 언제까지 복용하여야 할까요?"라고 물어봅니다.

"예, 기준을 잡아 드리겠습니다. 하루에 3포 이상, 3회 이상으로 복용하면 더 빨리 양모, 육모, 발모의 효과를 발휘한다고 보면 됩니다.

그래서 어느 정도 머리카락이 안정화되면서

하루에 3회 복용 기준으로는 '발모 효과'를 기대한다는 생각으로,

하루에 2회 복용 기준으로는 '육모 효과'를 기대한다는 생각으로,

하루에 1회 복용 기준으로는 '양모 효과'를 기대한다는 생각으로 복용하면 됩니다.

즉, 이제는 거의 머리카락이 다 난 것 같다는 생각이 들면 하루에

2회 복용하면 되고,

이제는 이전처럼 빠지지 않게끔 관리하면 될 것 같다고 생각한다면 하루에 1회 복용하면 됩니다."라고 말씀드립니다.

더 많이, 더 자주 복용하면 더욱 좋습니다

'헤라클환·헤라환'은

하루에 3회 이상 복용 시 '발모 효과'를,

하루에 2회 복용 시 '육모 효과'를,

하루에 1회 복용 시 '양모 효과'를 발휘하게 됩니다.

"원장님, 헤라클환·헤라환을 언제까지 복용하면 됩니까?"라고 물어보면,

"예, '헤라클환·헤라환'은 쉐딩현상 없이 복용하는 순간부터 바로 '양모 효과'를 발휘하면서 점차적으로 '육모 효과'와 '발모 효과'를 나타냅니다. 일단 빠진 머리카락으로 인한 두피의 빈 부위가 채워지기 전까지는 하루에 3회 이상 복용하십시오."라고 말씀드립니다.

'헤라클환·헤라환'은 워낙 좋은 약물이기에 '다다익선'입니다. 하루에 6회, 하루에 9회, 하루에 12회 이상을 복용하면 조금 더 빠르게 '양모, 육모, 발모 효과'를 확인할 수 있습니다.

그렇게 하루에 3회 이상 복용을 꾸준히 해서 '발모 효과'를 발휘하여 탈모로 인한 빈 두피가 채워지고 나면, 하루에 2회 복용으로 어느 정도 '육모 효과'를 발휘해 주면 됩니다. 하루에 1회 복용으

로 지속적으로 '양모 효과'를 발휘해 주는 것이 좋습니다.

즉, 다양한 탈모의 원인들은 주로 내부적인 문제이며, 이는 스스로의 균형력 조절이 망가져 있으므로 하루에 1회 정도 복용해서 스스로의 균형조절력을 유지해 주는 것이 좋습니다.

복용하자마자 바로 '양모 효과'를 느낄 수 있습니다

1포, 10포, 100포, 1000포, 10000포 등 복용하는 만큼 '양모, 육모, 발모 효과'를 보이는 것이 '헤라클환·헤라환'입니다.

'헤라클환·헤라환'은 1포를 복용하든, 10포를 복용하든, 100포를 복용하든, 1000포를 복용하든, 10000포를 복용하든

복용한 만큼

'머리카락 덜 빠짐의 양모 효과'와

'머리카락 잘 자람의 육모 효과'와

'머리카락 더 나음의 발모 효과'까지 차근차근 발휘하게 됩니다.

더불어 '헤라클환·헤라환'은 쉐딩현상도 없이, 간 기능이 오히려 좋아지면서, 성적 능력도 점차적으로 향상되면서 '탈모의 절망'을 넘어 '발모의 희망'으로 진행될 수 있도록 도와드립니다.

3·3·3 복용 이후에 '육모 효과'를 느낄 수 있습니다

'헤라클환·헤라환'을 하루에 3포 이상, 하루에 3회 이상, 3번 복용 후에 머리카락이 이전보다 잘 자라는 '육모 효과'를 느낄 수 있습

니다.

- 하루에 아침 1포 이상, 점심 1포 이상, 저녁 1포 이상으로 3포 이상 복용하면 됩니다.
- 하루에 아침, 점심, 저녁 1회씩 이외에 추가로 더 복용하면 됩니다.
- 하루에 3회 30일 복용 기준을 1번으로 보면, 1.5번 복용 이후에 '양모'를 확인할 수 있습니다.
- 하루에 3회 30일 복용 기준을 1번으로 보면, 3.0번 복용 이후에 '육모'를 확인할 수 있습니다.
- 하루에 3회 30일 복용 기준을 1번으로 보면, 4.5번 복용 이후에 '발모'를 확인할 수 있습니다.

즉, 하루에 '헤라클환·헤라환'을 아침, 점심, 저녁 1포씩 3회 복용 기준이라면,

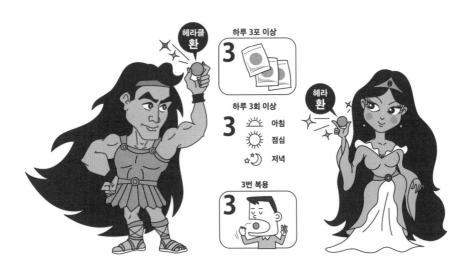

45일 이후에 '양모 효과'를 통해 덜 빠지도록 하면서 머리카락이 윤기 있도록 합니다.

그 다음 45일 이후에 '육모 효과'를 통해 잘 자랄 수 있도록 하면서 머리카락이 튼튼하도록 합니다.

그 다음 45일 이후에 '발모 효과'를 통해 더 올라오도록 하면서 머리카락이 풍성해지도록 합니다.

따라서 135일 이후에는 '발모 효과'를 확인할 수 있습니다.

만약 하루에 '헤라클환·헤라환'을 아침, 점심, 저녁 3포씩 혹은 1포씩 9회 복용한다면,

15일 이후에 '양모 효과'를 통해 덜 빠지도록 하면서 머리카락이 윤기 있도록 합니다.

그 다음 15일 이후에 '육모 효과'를 통해 잘 자랄 수 있도록 하면서 머리카락이 튼튼하도록 합니다.

그 다음 15일 이후에 '발모 효과'를 통해 더 올라오도록 하면서 머리카락이 풍성해지도록 합니다.

따라서 45일 이후에는 '발모 효과'를 확인할 수 있습니다.

결과적으로 하루에 몇 포로, 몇 회로, '헤라클환·헤라환'을 복용하느냐에 따라서 양모, 육모, 발모의 빠르기를 조절할 수 있습니다.

하루에 5g, 3회 복용, 총 15g의 약량을 하루 분량 기준으로 설정하여 복용한다면,

이를 기준으로 해서 하루에 30g, 하루에 45g, 하루에 60g, 하루에 75g, 하루에 90g, 하루에 105g, 하루에 120g, 하루에 135g, 하루에 150g, 하루에 165g, 하루에 180g, 하루에 195g, 하루에 210g씩 등

을 복용하게 되면 복용량에 따른 결과도 많이 달라지게 됩니다.

1회에 5g씩 총 3회의 약량을 하루 분량 기준으로 설정하여 복용한다면,

이를 기준으로 하루에 3회, 4회, 5회, 6회, 7회, 8회, 9회, 10회, 11회, 12회, 13회, 14회, 15회, 16회, 17회, 18회, 19회, 20회, 21회, 22회, 23회, 24회, 25회, 26회, 27회, 28회, 29회, 30회 등을 복용하게 되면 복용 횟수에 따라 실제적인 결과도 다르게 나타납니다.

'1일 3회 45일 단위'의 변화가 '1일 9회 15일 단위'의 변화가 됩니다

'1일 3회 15g의 헤라클환·헤라환'의 복용이 '1일 9회 45g의 헤라클환·헤라환'의 복용이 되면 45일 단위보다 짧은 15일 단위의 '양모 효과, 육모 효과, 발모 효과'가 이루어집니다.

'헤라클환·헤라환'의 복용 기준을 알려드립니다.

'헤라클환·헤라환'의 1일 3회 복용으로 45일 단위가 한 변화의 기준 기간이라고 보면 됩니다.

1일 3회 45일 이후에 머리카락의 덜 빠짐인 '양모 효과'를 느낄 수 있습니다.

1일 3회 90일 이후에 머리카락의 잘 자람인 '육모 효과'를 느낄 수 있습니다.

1일 3회 135일 이후에 머리카락의 더 나옴인 '발모 효과'를 느낄 수 있습니다.

그런데 만약 '헤라클환·헤라환'의 복용량과 복용 횟수를 늘려 1일 9회 복용으로 진행한다면,

1일 3회 복용 시 45일 단위의 변화도를 확인할 수 있듯이,

1일 9회 복용 시 15일 단위의 변화도를 확인할 수 있습니다.

즉, '헤라클환·헤라환'의,

1일 9회 15일 복용 이후에 머리카락의 덜 빠짐인 '양모 효과'를 느낄 수 있습니다.

1일 9회 30일 복용 이후에 머리카락의 잘 자람인 '육모 효과'를 느낄 수 있습니다.

1일 9회 45일 복용 이후에 머리카락의 더 나옴인 '발모 효과'를 느낄 수 있습니다.

1일 9회 복용 시 15일 만에 '양모', 30일 만에 '육모', 45일 만에 '발모'를 확인할 수 있습니다

'헤라클환·헤라환'을 1일 9회 분량으로 복용하면 조금 더 빠른 '양모, 육모, 발모' 효과를 경험할 수 있습니다.

'헤라클환·헤라환'을 1일 3회 복용 기준에서 만약 그 복용 횟수를 늘리면 놀라운 일이 일어납니다.

1일 9회 복용한다면 '헤라클환·헤라환'이 줄기세포의 분화를 더 촉진시키고, 모유두세포의 활성화를 더 촉진시키고, 모모세포의 증식화를 더 촉진시켜서,

15일 이후에는 머리카락이 덜 빠지는 '양모 효과'를 확인할 수 있

습니다.

30일 이후에는 머리카락이 잘 자라는 '육모 효과'를 확인할 수 있습니다.

45일 이후에는 머리카락이 더 나오는 '발모 효과'를 확인할 수 있습니다.

만약 '헤라클환·헤라환'을 1일 12회로 복용한다면 그만큼 더 빠른 속도로 '양모, 육모, 발모'의 효과를 경험할 수 있습니다.

1포를 복용하든, 100포를 복용하든, 10,000포를 복용하든 복용한 만큼 좋아집니다

'쉐딩현상 없이' 복용하는 만큼 바로 좋아지는 '헤라클환·헤라환'입니다.

쉐딩현상 없이 복용하는 순간부터 모발의 생장주기에 긍정적인 힘을 발휘합니다.

'헤라클환·헤라환'을,

1포 복용하면 복용한 만큼 '탈모의 절망'이 줄어듭니다.

10포를 복용하면 복용한 만큼 '탈모의 절망'이 더 줄어듭니다.

135포를 복용하면 복용한 만큼 '양모의 희망'을 볼 수 있습니다.

270포를 복용하면 복용한 만큼 '육모의 희망'을 볼 수 있습니다.

405포를 복용하면 복용한 만큼 '발모의 희망'을 볼 수 있습니다.

그 이후부터의 복용은 점차적으로 '모발의 길이 성장, 부피 성장, 치밀도 등'을 긍정적이면서 지속적으로 보완할 수 있습니다.

PART 5
탈모일기

탈모로 삶의 관계가 축소됩니다

탈모로 인한 외모의 부정적 변화는 정상적인 삶을 파괴하리만큼 심각한 대인기피증을 유발할 수도 있습니다. 즉, 탈모의 부정적인 변화는 스스로를 위축시킵니다. 사회적 관계뿐만 아니라 모든 관계성에서 아주 심각한 문제를 일으키는 것이 '탈모'입니다.

탈모 이전에 알고 지내는 사람들과의 관계는 소원해집니다. 왜냐하면 그 사람들의 기억 속에는 '탈모가 없는 모습'이기에 그 사람들을 만나게 되면 여러 가지 말들을 듣게 될 가능성이 높기 때문입니다.

"아이구, 와 이리 늙었노!"

"어! 머시기 맞나? 우째 이리 됐노."

"머리가 많이 빠졌네. 무슨 일이 있었나?"

"휑하게 비었네. 내가 아는 분도 머리카락이 빠지고 많이 달라지던데."

이 같은 말을 듣게 될 확률이 거의 100%입니다. 그렇다고 특별히 해결할 수 있는 방안도 없으면서 '늙어 보인다.'든지 '무슨 치료법이 있다.'든지 아니면 '네 할아버지 머리를 쏙 빼닮았네.'라든지 하는 말을 반복적으로 듣는 것은 참으로 고역입니다.

그러니 자연스럽게 누군가와의 만남을 줄이게 되고, 혼자만의 시간이 늘어나면서 신세를 한탄하게 되면서 더 침울한 상황으로 가게 됩니다.

✎ '탈모만 아니라면'이라는 꿈을 늘 꾸어 봅니다

'탈모만 아니라면'이라는 이 문구는 탈모인들에게는 삶의 무게입니다.
'탈모만 아니라면 하고 싶은 일들을 다 할 수 있을 텐데.'
'탈모만 아니라면 연애도 실컷 해 볼 텐데.'
'탈모만 아니라면 이렇게 살지 않을 텐데.'
탈모인들에게 탈모는 거의 모든 활동을 못 하게 하는 가장 큰 이유처럼 여겨집니다.
그러니 탈모가 짓누르는 삶의 무게는 '비탈모인'이 상상할 수 있는 것 이상입니다.

✎ '할아버지의 탈모, 아버지의 탈모 유전적 성향을 물려받아 어쩔 수 없다.'고 포기했다면 '헤라클환·헤라환'은 개발되지 않았을 것입니다

'헤라클환·헤라환'이 '고전유전학'의 예정된 탈모를 '후성유전학'의 코페르니쿠스적 변화된 발모로 바꾸어 드립니다.
할아버지의 탈모, 아버지의 탈모. 그리고 필자의 탈모. 예정된 수순일 수도 있는 탈모의 유전성!
그러나 "세상에 바뀌지 않는 것은 없다."라는 주역의 원리에 따라 '난치성 질환' 치료를 위한 '인간의 몸과 마음, 영혼'의 원리를 알고자 밤새워 연구했습니다.
과학적 근거를 찾아냈습니다.

'후성유전학' 일명 '후생유전학'이라고도 일컬어지는 '코페르니쿠스적인 혁명적 이론'을 접하였습니다.

'비록 유전인자를 가지고 있다고 하더라도 발현되는 것과 발현되지 않는 것의 차이는 발현인자의 여부가 결정한다.'는 학설입니다. '변화의 원리'에 익숙한 필자로서는 너무도 당연하게 여겨질 이론이지만, '불변의 원리'에 익숙한 사람들에게는 혁명과도 같은 충격을 줄 수 있는 체계적 이론입니다.

과학적 근거도 찾았으니, '탈모의 숙명'을 뒤집을 단서를 찾아야 했습니다.

수십만 가지의 한약 중에서, 그것도 단일 약물이 아닌 조합된 약물 중에서도 다시금 비율의 조정을 통해서만이 탈모를 극복할 수 있을 것이며, 더구나 '탈모의 유형'에 따라 다르게 치료하여야만 치료될 수 있는 것이기에 거의 불가능에 가까운 물음이었습니다.

15년이 걸렸습니다. 아니, 한의약을 직접적으로 접한 지 25년이 되었으니, 25년 만에 해답을 찾았다고 해야 할 듯합니다.

'헤라클환·헤라환'이 숙명론적으로 포기할 수도 있었던 최악의 유전형 남성 M자형에서 비롯된 U자형 탈모로, 이미 최악의 심각성을 더해 가던 필자의 탈모를 치료하고 있습니다.

'헤라클환·헤라환'이 눈에 보이는 현상뿐만 아니라 눈에 보이지 않는 본질의 긍정적 변화를 도와드립니다

'여러분은 눈에 보이지 않는 것에 대해서도 인식할 수 있나요?'

탈모 치료에서 가장 중요한 부분은 어찌되었던 머리카락이 이전보다 조금 더 풍성해져야 한다는 것입니다. 물론 이 부분은 아주 중요한 문제입니다.

그러나 난치성 질환을 치료해 온 필자는 '풍성해지는 머리카락'이라는 현상 이면에 숨겨져 있는 '본질적 변화'에 더 많은 관심을 두었습니다.

궁극적으로는 머리카락이 단순히 풍성해 보이는 것에만 국한하지 않고 '양모'나 '육모', '발모'를 통해 실질적으로 머리카락의 개수가 증가하고 굵고 윤기 있는 머리카락이 되었으면 하는 바람으로 연구를 지속하였습니다.

그래서 '기존 탈모 치료'가 '비록 일정 부분 풍성한 머리카락'을 줄 수 있는 반면에 우리의 몸과 마음에 부정적 영향을 미침을 알기에 새로운 탈모 치료에 대한 연구의 전제를 다음과 같이 설정하였습니다.

첫째, **쉐딩현상이 없을 것!**

둘째, **간 기능의 약화가 없을 것!**

셋째, **성적 능력의 저하가 없을 것!**

15여 년의 연구로 '헤라클환·헤라환'을 완성할 수 있었습니다.

'헤라클환·헤라환'은 눈에 보이는 현상뿐만 아니라 눈에 보이지 않는 본질까지도 긍정적으로 변화시키기 위한 치밀하고 정확한 연구였습니다.

그 결과 '헤라클환·헤라환'은 기존 탈모 치료와 달리,

첫째, **쉐딩현상이 없습니다.**

둘째, 간 기능이 좋아집니다.

셋째, 성적 능력의 향상이 있습니다.

즉, '헤라클환·헤라환'은 눈에 보이지 않는 본질의 긍정적 변화를 통해서 눈에 보이는 현상의 긍정적 변화까지 도와드립니다.

탈모 경력 30년, 그 화려한 경력에 '헤라클MU환'이 흠집을 냅니다

'헤라클MU환'은 필자의 30년 탈모 경력에 최대 위기의 흠집을 내기 시작합니다.

20세를 앞둔 10대 후반부터 조짐이 좋지 않았던 탈모!

막연한 유전적 요인을 우세로 보았던 개인적 소견에 따라 불안과 안도감을 동시에 지니면서 '누군가가 탈모가 되어야 한다면 형제들 중 제일 감내할 수 있는 내가 탈모가 되는 게 차라리 나을 수 있을 것이다.'라는 스스로를 대견해 하며 지난날들을 사회적 편견과 놀림에도 감내해 왔습니다.

물론 어느 순간부터 그 편견과 놀림은 크게 나를 부정적으로 자극하지 못하였지만, '외모의 중요성'에서 차지하는 머리카락의 유무가 한의사로서의 사회적 역할론에 대해서 늘 고민할 수밖에 없도록 추동하였습니다.

그러나 비록 외형적 문제는 '탈모'였지만, '공간, 시간, 인간의 관계에 대한 깨달음'을 우선시하는 필자로서는 '인간의 몸과 마음의 생리, 병리'에 대한 관심을 중심으로 '다른 곳에서는 포기한 난치성 질환에 대한 연구'의 우선순위에 밀려 '탈모에 대한 연구'는 그렇게 비중 있게 다뤄질 수 없었습니다.

숱한 고민들 속에서 다행히 '30대 초반에 통과한 결혼의례'가 있었기에 심각한 고민을 하지 않아도 되는 계기가 있었다는 사실도 굳이 '탈모'를 집중적으로 연구하지 않아도 되는 부인할 수 없는 하나의 이유이기도 했습니다.

그렇게 1995년부터 시작된 '인간의 몸과 마음의 생리, 병리'에 대한 갈무리가 진행되면서 다른 난치성 질환과 더불어 '탈모'에 대한 접근 기회가 윤곽을 드러내고 집중적으로 '탈모·발모' 연구를 수행하면서 '헤라클MU환'을 자가투여로 집중적으로 복용하게 됩니다.

한 올 한 올 30년간 하루도 빠짐없이 빠져나가던 머리카락이 하루에 기본 3회 복용, 1포당 5g 하루 복용량 15g을 수시로 복용하고, 1회당 40g까지도 복용량을 늘려 하루에 최대 150~450g까지도 복용량을 늘려 복용하였습니다.

'헤라클환·헤라환'은 '다다익선의 균형한약'이기에 많이 복용할수록, 자주 복용할수록 '스스로의 균형조절력'을 저축해 드릴 수 있음을 알기에 복용량 및 복용 횟수를 늘렸습니다.

그렇게 10일간을 '다다익선'으로 '헤라클MU환'을 복용하니 샤워 후 머리카락 말릴 때 한 올 한 올 세면대 위에 검게 떨어지던 잔 머리카락이 더 이상 떨어지지 않는 '양모'의 효과가 나타났습니다.

그 이후 10일간을 '다다익선'으로 '헤라클MU환'을 복용하니 샤워할 때 짧게만 느껴지던 머리카락들이 점점 더 길어지면서 '앞이마와 정수리는 이발이 필요 없지만 뒷머리카락은 이발한 지 얼마 되

지 않았음에도 불구하고 조만간에 이발을 하러 가야 할 것 같다.'
라는 생각이 들 정도로 빠르게 자라나오는 '육모'의 효과가 나타났
습니다.

그 이후 10일간을 '다다익선'으로 '헤라클MU환'을 복용하니 샤워할
때 민머리의 두피만 느껴지던 부위에서 '두피가 아닌 머리카락'이
만져지는 '기적'을 경험하게 되는 '발모'의 효과가 나타났습니다.

그렇게 30년 탈모 경력에 최대의 위기를 맞이하는 순간이 왔습니
다. 하루도 빠짐없이 민머리를 향해서 가던 경력에 탈모가 시작
되기 전의 모습으로 돌아가는 상황이 발생하면서 필자의 탈모 경
력은 이렇게 종결될 듯합니다. '헤라클MU환'으로 이제는 발모의
경력을 시작합니다.

하루에 한 올 한 올 한 올 한 올이 빠져
4올×365일×30년=43,800이 빠졌던 탈모 경력에
'헤라클MU환'으로 큰 흠결을 만들어 갑니다

30년간 빠진 40,000~45,000올의 머리카락을 '헤라클MU환'으로
하루하루 다시금 채워가는 기쁨을 누리고 있습니다.

10대 후반부터 시작된 탈모로 빠져나간 머리카락을 구체적인 숫
자로 환산하여 봅니다.

하루에 한 올씩 빠져나갔다라고 가정한다면,

365일간 30년간 빠진 저의 머리카락은 365올 × 30년 = 10,950올
이 됩니다.

대부분 한 사람의 머리카락 수를 대략 10만 올 정도라고 본다면 10,950올/100,000올=90%의 머리카락이 남겨져 있어야 하는데 실제로는 그렇게 남겨져 있지 않고 대략적으로 55%수준으로 귀 위쪽, 가마 뒤쪽으로 뒷머리카락만 남겨져 있으니 산술적으로 하루에 1올이 아닌 4올 정도의 머리카락이 빠진 것으로 환산될 수 있을 듯합니다.

즉, 40,000~45,000올의 빠진 머리카락을 복귀시켜 하루하루 한 올 한 올을 다시금 두피에서 올라올 수 있도록 하여야 합니다.

'헤라클MU환'으로 30년간 하루 4올 빠짐의 굳건한 경력에 오늘도 하루하루 흠결을 만들어 40,000~45,000올을 채워 나갑니다.

머리 감을 때 민머리의 두피가 만져지지 않고 머리카락이 만져지는 기쁨을 누립니다

'한 올 한 올 머리카락의 소중함'으로 절망을 희망으로 바꾸어 놓는 '헤라클환·헤라환'.

머리 감을 때 한 올 한 올 조심스럽게 매만지듯 샴푸를 하여 보지만, 만져지는 것의 대부분은 두피입니다.

그런데 어느 날 머리 감을 때 한 올 한 올 조심스럽게 매만지려고 하는데 만져지는 게 두피가 아닌 머리카락 느낌이 날 때의 기쁨은 이루 말할 수 없는 희열입니다.

탈모인들에게 한 올 한 올의 머리카락은 참으로 소중합니다. 그래서 머리를 감을 때 한 올 한 올 떨어지는 머리카락에 한 올 한 올 가슴이 미어집니다.

그런데 '헤라클환·헤라환'을 다다익선으로 복용하고 난 이후에 어느 순간부터 더 이상 한 올 한 올 떨어지는 머리카락에 대한 절망감을 느끼지 않게 됐습니다. 오히려 어느 순간부터 한 올 한 올 올라오는 머리카락에 대한 희망감을 느끼며 기뻐하고 있습니다.

오늘 아침도 샤워를 하면서 머리 감을 때 손끝에 느껴지는 두피가 아닌 머리카락의 스침에 기쁨을 실감합니다.

〰️ 민머리 두피에서 머리카락이 올라오는 신기함을 느낍니다

탈모 중 가장 지독한 남성 MU자형 탈모인 필자의 민머리 두피에서 새록새록 머리카락이 올라옵니다.

탈모 중 가장 난해한 탈모인 남성 MU자형 탈모! 참으로 어려운 탈모 치료입니다. 아니 거의 불가능하리라 생각했습니다. 그러나 포기할 수 없었습니다.

필자의 탈모가 '남성 M자형 탈모에서 시작한 U자형 탈모'로 최악의 상황이었지만 외모보다는 더 큰 뜻을 품고 다른 '난치성 질환 연구'에 집중하였습니다.

그러나 포기한 것이 아니라 유예된 것이기에 중간 중간 연구가 누적화되면서 새로운 사실들을 알게 되고 밝혀지면서 차근차근 성과가 나왔습니다.

그렇게 해서 오늘도 필자의 민머리 두피에 새롭게 머리카락이 한 올 한 올 올라오는 신기함을 경험합니다.

최악의 유전적 M자형에서 비롯된 U자형 탈모에 숱한 약물을 실험하여 봅니다

'남성 M자형 탈모, 남성 O자형 탈모, 남성 U자형 탈모, 그리고 여성형 탈모'에 '헤라클M환, 헤라클O환, 헤라클MU환, 헤라클OU환, 헤라환'이 가장 효과적임을 절절히 확인하게 됩니다.

'최악의 탈모'인 유전형 남성 M자형에서 시작된 U자형 탈모의 30년 경력!

머리카락이 더 빠지지 않도록 하는 양모 효과와, 머리카락이 더 잘 자라도록 하는 육모 효과와, 머리카락이 더 나도록 하는 발모 효과를 위한 '헤라클MU환'을 통해서 차근차근 양모, 육모, 발모의 과정을 밟아가던 중 새로운 실험들을 해보게 됩니다.

'헤라클O환'을 몇 주일간 복용하여 봅니다. 그러나 실패입니다. 오히려 머리카락이 더 빠졌습니다.

'헤라클OU환'을 복용하여 봅니다. 그러나 실패입니다. 오히려 머리카락이 더 빠졌습니다.

'헤라환'을 복용하여 봅니다. 그러나 실패입니다. 오히려 머리카락이 더 빠졌습니다.

그 외에도 숱한 실험들을 진행하게 됩니다.

헤라클·헤라 원형환, 지루성환, 갑상선환, 다낭성환, 영양결핍성환, 항암환, 빈혈환 등등 다양한 탈모환을 일일이 실험하여 봅니다.

그러나 실패입니다. 오히려 머리카락이 더 빠졌습니다.

역시 확신합니다.

남성 M자형 탈모에는 '헤라클M환'이 가장 효과적임을.

남성 O자형 탈모에는 '헤라클O환'이 가장 효과적임을.

남성 U자형 탈모에는 '헤라클MU환', '헤라클OU환'이 효과적임을.

여성형 탈모에는 '헤라환'이 가장 효과적임을.

질환별 탈모에는 '헤라클·헤라 질환환'이 가장 효과적임을.

머리카락이 나고 있는 동안에도 여러 가지 실험을 해 봅니다

숱한 실험에도 역시 '헤라클환·헤라환'임을 다시금 절감합니다.

30년 탈모의 경력을 단절시키는 과정에서 여러 가지 숱한 실험을 해보게 됩니다.

아마도 머리카락이 제법 난 상태에서 실험을 하게 될 경우에는 금방금방 확인하기가 쉽지 않을 듯해서 완전한 발모의 흐름을 타기 전에 '해 보고 싶었던 한약재 및 처방 실험들'을 마음껏 해 봅니다.

다른 유형의 탈모 '헤라클환·헤라환'도 복용해 보고, 새로운 가능성의 탈모 약물도 복용해 보고, 혹여나 하여 다른 환자분들의 약물도 복용해 보고, 질환별 증상에 따른 실험 한약물도 따로 복용해 보면서 느낍니다.

'역시 내가 알아낸 헤라클MU환이 M자형에서 시작되어서 U자형으로 진행된 MU형에는 최고의 명약이다.'

15여 년을 연구하였지만, 아니 그 이후에도 새롭게 더 연구를 하고 있지만,

헤라클M환

헤라클O환

헤라클MU환

헤라클OU환

헤라다낭성환

헤라산후환

헤라갱년기환

이들 이외에 기존 탈모 치료 약물의 다른 약물적 구성으로 '탈모의 절망'을 '발모의 희망'으로 변화시키지는 못할 듯합니다.

문득 생각이 듭니다. '머리카락이 많이 났을 때 스스로에게 다른 종류의 탈모 약물을 실험하면 표가 금방 나지 않으니, 며칠 간격으로 긍정과 부정의 효능 여부를 확인할 수 있을 때 마음껏 해 보자.'

'탈모의 절망'을 '발모의 희망'으로 도와드리기 위한 여정이 제법 길어졌습니다. 수많은 난치성 질환에 대한 연구로 무수히 많은 밤을 지새우면서도 늘 '언젠가는 탈모에 대한 해답을 찾을 수 있기를' 바라는 마음으로 지내왔습니다. 비록 '탈모'가 주된 화두는 아니었지만, 가슴 한 켠에 놓아둔 불씨처럼 간직하고 있었습니다.

수많은 난치성 질환을 도와드리면서 조금씩 더 심도있게 인간의 생리와 병리를 이해하면서 조금 미뤄두었던 '탈모의 해답'이 보이기 시작하였습니다.

그렇게 여성형 탈모에 대한 해답으로 여성형 탈모를 도와드렸습니다.

그렇게 남성형 탈모 중 O자형 탈모에 대한 해답으로 남성 O자형 탈모를 도와드렸습니다.

그러나 남성형 탈모 중 M자형 탈모에 대한 해답은 찾아지지 않았습니다.

세월이 흘러 수많은 난치성 질환에 대한 연구가 다시금 이어졌고, 그러던 어느 날 남성 M자형 탈모에 대한 해답을 찾았습니다.

M자형에서 시삭해 U사형으로 진행한 지독한 남성 MU지형 탈모를 극복하고자 하는 노력이 결실을 맺게 되었습니다.

'헤라클MU환'을 복용하면서,

점차적으로 양모의 효과로 머리카락이 덜 빠지기 시작하였으며,

점차적으로 육모의 효과로 머리카락이 잘 자라기 시작하였으며,

점차적으로 발모의 효과로 머리카락이 더 나오기 시작하였습니다.

그렇게 하루하루 놀라우리만큼 '발모의 희망'으로 진행될 때 문득 새로운 생각이 들었습니다.

'30년의 탈모 인생을 다시금 되돌리면서 머리카락이 나도록 하고 있는데, 혹여 그 사이에 검증하지 못한 몇 가지의 주제가 있으니 그 부분을 우선적으로 해 보자.'

그래서 여러 가지 유형의 탈모와 관련된 연구 약물들을 하나씩 하나씩 다시금 테스팅을 하게 되었습니다.

역시 테스팅을 하면 할수록 '헤라클MU환'과의 상대적 효능에 대한 차이가 뚜렷해졌습니다.

결론적으로 '헤라클MU환의 M자형에서 시작해 U자형에 이른 탈모'에 대한 양모, 육모, 발모의 효과를 다시금 확인하는 계기가 되었습니다.

30년 경력의 탈모이기에 다양한 시도와 수많은 난치성 질환 치료 약물을 스스로에게 테스팅을 해 보면서 상대적으로 '헤라클MU환'의 즉효성에 놀라움을 강하게 느낍니다.

⚡ 날락 말락 하는 시점에서 다양한 한약 복용 실험은 또 다른 사실들을 확인시켜 줍니다

이미 정답을 가지고 있기에, 오히려 날락 말락 하는 시점에 다양한 실험을 스스로에게 시도하여 봅니다. 머리카락이 제법 나고 길어져 버린 상태에서는 다양한 실험이 불가능하기 때문입니다.

이미 발모로의 방향성을 잡은 상태에서 새로운 약물의 시도는 '바로바로 피드백'으로 확인하기가 쉽지 않습니다. 즉, 섬세하게 반응도를 확인할 수 없기에 상당한 약량과 복용 횟수가 필요합니다. 그러면 실험 기간이 너무도 길어질 수밖에 없습니다.

'30년간 M자형에서 U자형으로 진행된 최악의 탈모 형태'를 지닌 필자로서는 '완전한 발모로의 방향성'을 향하기 전에 숱하게 다양한 실험들을 해 보아야 했습니다.

약물의 복용량, 복용 횟수 등에 따른 반응도 및 여러 종류의 약물들의 복용량, 복용 횟수에 따른 반응도 등을 스스로의 몸에 반응을 일으켜 볼 수 있는 아주 좋은 기회였습니다.

그렇게 실험에 실험을 거듭하면 할수록 '헤라클MU환'의 놀라움을 다시금 절감하는 계기가 됐습니다.

'헤라클MU환' 만큼의 효과가 숱한 시도에도 불구하고 나오지 않습니다.

'헤라클MU환'을 통해서 30년 유전형 남성 M자형 탈모에서 U자형으로 심하게 진행된 탈모를 치료하여 가던 중 한약의 제형상 수급에 문제가 발생하였습니다. 지연될 수밖에 없었던 상황에서 새로운 실험들을 해 보고 있습니다.

'헤라클MU환'을 복용할 때 머리카락의 '양모 효과, 육모 효과, 발모 효과'와 비교하면서 다양한 약물들을 실험했습니다.

때로는 조금 효과가 있는 듯하다가 다시금 더 나빠지는 약물부터, 처음부터 더 많이 빠지는 약물까지 기본적으로 일정 기간을 기준으로 비교해 보는데, 어떨 때는 빠지는 머리카락에 겁이 덜컥 나기도 했습니다.

그렇게 끊임없이 새롭게 무언가를 시도하면서 '헤라클MU환'보다 나은 약물처방을 구성하려고 했지만 현재로서는 찾을 수가 없었습니다. 그렇게 '헤라클MU환'의 위대성을 다시금 실감합니다.

⚡ 최고 난이도의 탈모인 스스로를 대상으로 쉼 없이
탈모의 재해석을 천착하여 봅니다

최악의 탈모로 M자형에서 시작한 U자형 탈모인 필자를 치료할 수 있는 '헤라클MU환'이 있기에 오늘도 필자에게 맞지 않는 탈모 치료 가능성 약물들을 복용하면서 '더 빠른 효과'를 위한 연구를 진행하고 있습니다.

"그 사이에 그렇게 고생해서 지금 복용하는 한약으로 차근차근 머리카락이 이전보다 잘 자라고 잘 나는데 왜 약물을 계속 바꾸면서 실험을 하세요? 그냥 조금 편하게 해도 되지 않나요!"

주변에서 흔히 하는 말입니다. 예, 맞습니다. 15년 넘게 화두처럼 스스로의 MU자형 탈모의 기전과 치료에 대한 물음과 답의 과정은 참으로 어려웠습니다. 물음에 대한 해답을 찾아 실제적으로 경과 과정을 살펴보면 이전과는 차원이 다를 정도로 확실하고 예외 없음을 확인합니다.

그러나 필자는 한의약을 연구하는 한의사이기도 합니다. 치료율 100%의 확률론적인 관점도 중요하지만 환자들에게 '더 빠르게 효과를 드릴 수 있도록' 더 연구를 할 수밖에 없습니다.

다행히 필자가 탈모이니 바로바로 피드백을 받을 수 있다는 점은 장점일 수 있습니다. 특히 탈모 중 최악의 남성 M자형에서 시작한 U자형 탈모를 가지고 있는 '최상의 실험모델'이기도 합니다.

그래서 비록 지금까지의 결과 중 '최고의 헤라클MU환'을 확보하였지만, 혹시나 더 빠른 효과를 줄 수 있는 한약과 그에 따른 배합 비율을 계속적으로 연구할 수밖에 없습니다.

어차피 필자에게는 명확한 결론이 있기에 현재의 탈모가 두렵지 않습니다.

비록 필자에게 맞지 않는 O자형 탈모, OU자형 탈모, 여성 다낭성 탈모, 여성 산후 탈모, 여성 갱년기 탈모, 갑상선 탈모, 지루성 탈모, 영양결핍성 탈모, 항암 탈모, 빈혈 탈모 등의 약물들을 복용하면 머리카락의 빠짐과 손상이 더 있으리라는 것을 압니다.

그러나 필자의 전형적인 M자형에서 시작한 U자형 탈모 모델에 대한 반응도를 지금 쉼 없이 체크해 보지 않으면 결과적으로 아주 좋은 실험모델을 놓치게 되는 것이라고 생각하기에 오늘도 여러 가지 한약들을 스스로에게 실험하고 있습니다.

다만 '언제든 나의 헤라클MU환이 있기에 다른 약물의 실험으로 인한 머리카락 빠짐과 손상은 회복할 수 있다.'라는 자신만만함이 그러한 행동을 할 수 있는 원천입니다.

숱한 연구를 통한 '헤라클환·헤라환'의 효능은 놀랍습니다

'헤라클환·헤라환'의 효과에 대한 놀라움에 다시금 확신을 하게 됩니다.

'탈모의 절망'을 '발모의 희망'으로 바꾸기 위한 숱한 노력은 끊임없이 이어졌습니다. 물론 지금도 개인적으로는 끊임없이 연구하고 노력하고 있는 중입니다.

'헤라클환·헤라환'의 놀라운 효과로 많은 탈모인들이 '탈모의 고통'에서 벗어날 수 있도록 도와드리고 있습니다.

개인적으로는 필자가 남성 MU자형 탈모인이기에 '남성 M자형 탈모 혹은 MU자형 탈모'에만 집중해서 치료하고 싶지만, 여러 가지 난제들을 해결하기 위한 과정에서 새로운 약물이나 다른 남성

O자형 탈모환약인 헤라클O환, 남성 OU자형 탈모환약인 헤라클 OU환, 여성 산후 탈모환약인 헤라산후환, 여성 갱년기 탈모환약 인 헤라갱년기환 등을 복용하여 봅니다. 그러면 어김없이 '부정적 반응'이 나타납니다.

헤라클MU환을 복용해서 이전과 상당히 다른 양상의 긍정적인 머리카락으로 변화시켜 두었는데, 여러 가지 다른 종류의 헤라클환 반응들을 확인하고자 갑상선 탈모에 맞춘 헤라클갑상선환을 며칠 간 복용했는데, 다시금 탈모의 양상이 일어남을 확인하였습니다. 탈모의 원인과 기전에 대한 적합한 약물의 복용만이 근원적인 치료가 가능함을 다시금 절실하게 느끼고 있습니다.

몇 개월간 다른 탈모 유형에 적합한 약물 실험 때문에 진행 중이던 남성 MU자형 탈모 극복의 일정에 비록 차질이 생겼지만 전혀 소득이 없었던 건 아닙니다. 오랜 기간 가설과 검증의 과정을 거치면서 연구한 바의 이론과 실천이 일치함을 다시금 확인하게 되는 좋은 계기가 됐기 때문입니다.

난치성 질환을 연구하고 도와드리면서 남성 MU자형 탈모가 치료되어 감을 확인합니다

'다른 곳에서 치료되지 않는 숱한 난치성 질환을 도와드리고 있습니다.'

하루 9회 헤라클MU환의 복용만으로 숙명 같았던 MU자형 탈모를 하루하루 30년 전으로 되돌리고 있습니다.

인간의 생리와 병리에 대한 깊은 이론적 의학과 실천적 의술이 있어야 가능하다고 생각하였기에, 지난 시간들 속에서 밤을 새워 인간의 생리와 병리에 대한 물음과 답을 찾아왔습니다.

그러는 사이 다른 곳에서도 숱한 처치를 받으셨음에도 불구하고 치료되지 않은 난치성 질환자들에게 대중적인 치료가 아닌 근원적으로 치료가 진행됨으로써 일상을 편안하게 지낼 수 있도록 일상의 즐거움을 드리고 있습니다.

그렇게 인간의 생리와 병리에 대한 연구 속에서 '30년 탈모 인생'도 하나의 화두처럼 가져갈 수밖에 없었습니다.

복잡하고 다양한 난치성 질환에 대한 연구 속에서 차일피일 미뤄졌던 '탈모의 화두'가 본격적으로 던져지면서 '탈모의 해법'을 찾기 위한 노력은 경주되었습니다.

그동안 남성형 탈모 중 정수리 탈모 형태인 O자형 탈모와 여성형 탈모인 산후 탈모·갱년기 탈모, 또 질환별 탈모인 갑상선 탈모·다낭성 탈모·지루성 탈모·영양결핍성 탈모·빈혈 탈모 등에 대해서는 어느 정도 도움을 드렸고 드리고 있습니다.

그런데 정작 스스로 가지고 있는 '숙명 같은 MU자형 탈모'에 대한 해답을 찾지 못해 '탈모가 있는 필자가 탈모 환자를 도와드리는 어불성설의 상황이 될 수 있어' 그동안 탈모 환자들에게 적극적인 도움을 드리지 못했습니다.

단지, 다른 난치성 질환 등이 치료되면서 신뢰를 보내는 환자나 환자 가족들에게 종종 '남성 MU자형 탈모'를 제외한 다른 유형의 탈모는 도움을 드리기도 했습니다.

그러나 이제는 말할 수 있습니다. 탈모의 최고 난이도인 남성 MU자형 탈모까지 치료되고 있음을 확인하였기에 모든 유형의 탈모 환자들에게 떳떳하게 말씀드릴 수 있습니다.

"탈모의 고통에서 벗어날 수 있도록 도와드릴 수 있습니다."라고.

'헤라클환·헤라환'을 정밀하고 체계적으로 비교 분석하여 봅니다

가느다란 실머리카락조차 보이지 않을 정도로 맨들거리는 두피를 점점 넓혀가던 머리!

30여 년의 세월이 흘러 하루하루 빠짐이 나옴보다 많아지면서 점차적으로 두피는 반질거리고 빛나는 광채를 더해가고 있었습니다.

의아함과 두려움!

시도와 실패!

피함과 허세!

숨김과 애써 무시함!

'어쩔 수 없음의 방치'와 '혹시나 하는 집착' 등 숱한 갈등과 포기의 감정을 지나 결혼이라는 인생의 큰 관문을 넘고서 조금 안도의 숨을 쉬면서도 늘 화두처럼 머릿속에 남겨두었던 '탈모로부터의 자유로움'이 하나씩 하나씩 실체를 드러내고 있습니다.

"예전에도 신경 쓰지 않았고, 지금도 신경 쓰지 않는데 왜 굳이 어려운 탈모를 연구해요?"라는 아내의 걱정스러운 조언도 있습니다.

물론 숱한 감정의 골과 마루를 지나 어느덧 나이 50대에 이른 지금 외모가 인생의 가장 중요한 핵심이 아닌 줄은 이미 잘 압니다. 그러나 '세상의 많은 사람들이 몸의 고통스러운 난치성 질환으로 힘겨워하듯, 마음의 고통스러운 탈모로 억눌려 있음을 알기에 30년 화두를 묻고 갈 수는 없네요.'라고 혼잣말로 되뇌입니다.

이미 집착하지 않아도 되는 감정이지만, 탈모가 발모로 향해가는 연구의 가설과 검증의 과정 하나하나에는 집착해야 함을 압니다.

어떤 난치성 질환보다 공간적 추이, 시간적 추이, 인간적 추이를 긴 호흡으로 추적해야만 하는 탈모 치료!

본격적인 연구 15년의 누적화된 가설과 검증이 '난치성 질환을 치료하고자 하는 생리와 병리의 새로운 해석과 가설과 검증'과 만나 '헤라클·헤라 혁명'으로 모습을 드러내고 있습니다.

남성 O자형 탈모, 남성 OU자형 탈모, 여성형 탈모, 질환별 탈모에 대해서는 15여 년의 연구 과정 속에 답을 이미 가지고 있었지만, 필자가 겪고 있는 '유전형 남성 M자형 탈모에서 비롯된 U자형 탈모의 민머리'를 본질적으로 변화시키고, 현상화시켜야만 '무한 신뢰'가 형성될 수 있음을 알기에 기다리고 기다린 과정들이었습니다.

이제는 바람이 두렵지 않습니다

'헤라클환·헤라환'으로 탈모에서 발모로 바뀌니 이제는 바람이 시원하게 느껴집니다.

탈모가 진행되던 젊은 시절, 머리카락이 바람에 날리면서 두피가 훤하게 드러나 보이는 게 두려워 바람을 피하였습니다.

한 올 한 올이 빠져나가는 두려움에 바람 부는 날에는 머리카락을 단단히 부여매고 길을 나서야 했습니다. 혹여 바람에 날리면 훤하게 비치는 두피에 무안할 것 같았습니다.

그렇게 30여 년의 시간이 흘렀습니다. 난치성 질환에 대한 화두가 하나둘 풀리고 많은 난치성 질환을 도와드리면서 '영원히 풀릴 것 같지 않았던 탈모의 물음'도 서서히 답을 찾아가게 되었습니다.

그렇게 '헤라클환·헤라환'이 탄생하였습니다. 30여 년의 유전형 남성 MU자형 탈모를 겪은 필자를 위해서 '헤라클MU환'을 복용하기 시작하였습니다.

'헤라클MU환'을 많이, 자주 다다익선으로 복용하니,

얼마 지나지 않아 '양모 효과'로 이전보다 머리카락이

덜 빠지더니,

얼마 지나지 않아 '육모 효과'로 이전보다 머리카락이

잘 자라더니,

얼마 지나지 않아 '발모 효과'로 이전보다 머리카락이

더 나오기 시작하였습니다.

이제는 바람에 날리는 머리카락의 한 올 한 올이 시원하게 느껴져 바람을 피하지 않게 됐습니다.

한 올 한 올의 머리카락이 두피를 뚫고 올라옴에 지난 시간의 회한이 가슴 저밉니다

무엇 하나 자랄 수 없을 것 같았던 민머리의 두피를 뚫고 올라오는 '새로운 생명의 머리카락'을 바라보면 경이롭기까지 합니다.

머리카락이 없어서 반질거렸던 두피를 뚫고 더 이상 올라올 수 없을 것 같았는데, 메마른 대지를 뚫고 올라오는 새싹처럼 새록새록 나는 머리카락이 너무 신기합니다.

탈모를 겪어본 사람만이 알 수 있는 엄청난 고통의 뒤안길에서 아주 오랫동안 민머리로 지냈습니다. 말라버린 대지처럼 무엇 하나 제대로 자랄 수 없을 것 같았던 맨질맨질한 두피를 뚫고 연모의 머리카락이 올라오는 것도 너무 신기한데, 그 연모가 조금씩 자라고 굵어지면서 성모로 변해가는 모습은 거의 기적에 가까운 듯합니다.

참으로 눈물겨운 지난 시절에 대한 회한이 밀려와 가슴으로 웁니다.

PART 6
'헤라클환·헤라환'의 Q&A

Q ··· 탈모는 동일합니까?

A ··· '탈모'라고 동일한 명칭으로 규정된다고 하더라도 다양한 종류의 탈모는 동일하지 않습니다. 즉, 탈모라고 하여 동일한 원인과 동일한 기전, 동일한 치료가 진행되지 않습니다.

탈모는 몇 가지 기준으로 나누어 구분할 수 있습니다.

크게 남성형 탈모와 여성형 탈모가 있습니다.

남성형 탈모에는 M자형 탈모, O자형 탈모, U자형 탈모가 있습니다.

여성형 탈모에는 산후 탈모, 갱년기 탈모 등이 있습니다.

이 외에도 질환에 따른 탈모에는 원형 탈모, 지루성 탈모, 갑상선 탈모, 다낭성 탈모, 영양결핍성 탈모, 항암 탈모, 빈혈 탈모 등이 있습니다.

즉, 남성 M자형 탈모, 남성 O자형 탈모, 남성 MU자형 탈모, 남성 OU자형 탈모, 여성 산후탈모, 여성 갱년기 탈모, 원형 탈모, 지루성 탈모, 갑상선 탈모, 다낭성 탈모, 영양결핍성 탈모, 항암 탈모, 빈혈 탈모 등의 원인과 기전, 치료가 다릅니다.

Q ··· 기존 탈모 치료에서 탈모 원인은 무엇입니까?

A ··· 기존 탈모 치료에서는 탈모의 원인에 대해서 주로 '유전적 영향'으로 이해합니다.

물론 유전적 요인 외에도 다양한 원인으로 파악하고 있으며, 스트레스 등의 환경적 요인도 하나의 변수로 파악하고 있습니다. 다만 기존 탈모 치료의 주된 원인적 인식은 주로 유전적 측면에 중

점을 둡니다. 즉, 기존 탈모 치료에서 탈모의 주원인은 유전입니다. 유전적 차이로 남성호르몬의 테스토스테론이 5-알파환원효소에 의해서 변환되는 디하이드로테스토스테론DHT이 모공을 공격함으로써 탈모가 이루어진다고 봅니다.

Q ··· **기존 탈모 치료에는 어떠한 것이 있습니까?**
A ··· 기존 탈모 치료는 크게 2가지 측면에서 접근하고 있습니다.
첫째, 외용제로 미녹시딜 등의 혈관 확장제
둘째, 경구용으로 5-알파환원효소 2가지 형태를 억제하는 피나스테리드, 두타스테리드입니다.
물론, 이 외에 다양한 형태의 처치와 모발 이식 등이 있습니다.

Q ··· **기존 탈모 치료의 장점과 단점은 무엇입니까?**
A ··· 기존 탈모 치료의 장단점을 살펴보면,
외용제인 미녹시딜 등은 혈관 확장 작용으로 미력하나마 연모의 가느다란 머리카락을 발생시킬 수는 있습니다. 직접적인 간 대사가 이루어지지 않는 외용제이기에 간 기능에 장애를 일으키지는 않지만 '쉐딩현상'이 일어날 수 있습니다.
경구용의 피나스테리드와 두타스테리드는 5-알파환원효소의 1형과 2형을 억제함으로써 모발의 탈락을 억제할 수 있습니다. 다만 간 기능과 성적 능력 장애를 유발할 수도 있으며, 중지 시 급격한 탈모가 진행된다고 알려져 있습니다.
이 같은 기존 탈모 치료로도 발모 효과가 없는 경우 기존 의료에

서는 최종적으로 모발 이식을 시행하게 됩니다.

모발 이식에는 절개법과 비절개법이 있지만, 모발 이식 성공률에 차이가 있다고 합니다. 물론 절대적인 모발량은 생착률 등의 차이에 의해서 줄어들 수밖에 없습니다. 더구나 이식을 한다고 하더라도 지속적으로 경구용 기존 탈모 치료 약물을 복용해야 한다고 알려져 있습니다.

Q … '헤라클환·헤라환'에서 바라보는 탈모의 관점에 대해서 설명해 주십시오.

A … '헤라클환·헤라환'에서 바라보는 탈모는 다음과 같습니다.

탈모가 비록 유전적 영향을 지배적으로 받지만, 후성학적 유전에 의해서 탈모 유발 유전자의 발현을 균형한약으로 억제화할 수 있다고 봅니다. 더구나 후성학적 유전에 의해서 발모 유전자의 발현을 균형한약으로 활성화할 수 있다고 봅니다.

기존 탈모 치료에서는 탈모의 원인을 주로 유전적 영향으로 이해하고, 고전유전학적 측면에서 탈모를 이해하기에 탈모는 '피할 수 없는 숙명'으로 간주됩니다.

그러나 '헤라클환·헤라환'은 후성유전학적 측면에서 탈모 유전자를 억제화하고, 발모 유전자를 활성화시킴으로써 탈모는 치료될 수 있다고 인식하고 있습니다.

더구나 '헤라클환·헤라환'에서는 탈모의 원인을 유전적 인자로만 국한하지도 않습니다. 오히려 탈모의 궁극적 원인을 '혈허'로 규정합니다.

따라서 '혈허'와 몇 가지의 원인 및 기전을 '헤라클환·헤라환'으로 근본적으로 치료 보완함으로써 모발의 '양모, 육모, 발모'를 도울 수 있다고 봅니다.

Q … '헤라클환·헤라환'은 '줄기세포, 모유두세포, 모모세포'에 대해서 언급을 하던데, 조금 더 구체적으로 설명해 주십시오.

A … 모낭의 벌지구역에 있는 줄기세포는 여러 곳으로 이동하여 해당하는 부위의 세포로 전환됩니다. 줄기세포가 모낭의 아래 부위로 이동하면서 모유두세포와 모모세포가 됩니다. 즉, 줄기세포가 이동하여 모유두세포와 모모세포로 분화됩니다.

모유두세포로 전환된 줄기세포는 다시금 활성화되며, 활성화되는 과정이 '발모'입니다.

모모세포로 전환된 줄기세포는 다시금 증식화되며, 증식화되는 과정이 '육모'입니다.

다만, 일부의 견해로는 '육모'를 '모발의 길이 성장'으로 이해하고, '양모'를 '모발의 부피 성장'으로 이해하기도 합니다.

그러나 '헤라클환·헤라환'에서의 '육모'와 '양모'는 다음과 같습니다. 모유두와 연결된 상태에서 '모모세포의 증식'은 '육모'이며, 모유두와 연결이 끊어진 상태에서 '모모세포의 증식'은 '양모'입니다.

따라서 '헤라클환·헤라환'은 줄기세포로의 영양공급, 모유두세포로의 전환 및 활성화, 모모세포로의 전환 및 증식을 도움으로써 '양모, 육모, 발모'를 근원적으로 해결할 수 있습니다.

Q … '헤라클환·헤라환'에는 기존 탈모 치료와 달리 '쉐딩현상'이 없는지에 대해서 설명해 주십시오.

A … '쉐딩현상'은 기존 탈모 치료에서 피할 수 없는 것으로 여겨지고 있습니다.

기존 의료는 일반적인 질환에서도 주로 대증적 치료에 머물고 있습니다. 더구나 일반 질환보다 더 어려운 난치성 질환에 대한 처치는 당연히 더더욱 대증적 치료로 한계를 드러내고 있습니다.

다만 탈모의 경우에는 비록 근원적인 치료가 아니더라도 모발이 유지되거나 생길 수 있는 대증적 치료만이라도 가능하다면 좋을 것입니다. 즉, '일시적 모발 탈락의 쉐딩현상이 있더라도 나중을 위해서는 어쩔 수 없습니다.'라는 기존 탈모 치료의 대증적 처치만이라도 감사해야 할 정도로 탈모의 고통은 심각하고, 탈모의 근원적 치료는 현재로서는 거의 불가능하다고 여겨지고 있습니다.

그런데 쉐딩현상이 왜, 어떻게 이루어지는지에 대한 기전적 이해가 전제된다면 쉐딩현상은 없어야 합니다. 더구나 '탈모 환자들의 쉐딩현상에 대한 극심한 두려움'을 고려한다면 쉐딩현상은 없어야 합니다.

'헤라클환·헤라환'은 쉐딩현상이 없습니다. 즉, '헤라클환·헤라환'으로 쉐딩현상 없이 '탈모의 절망'이 '발모의 희망'으로 변화될 수 있도록 도와드립니다.

Q … '헤라클환·헤라환'이 기존 탈모 치료와 다른 점에 대해서 설명해 주십시오.

A … '헤라클환·헤라환'이 기존 탈모 치료와 다른 점은 다음과 같습니다.

첫째, '헤라클환·헤라환'은 기존 탈모 치료의 '쉐딩현상'이 없습니다. 오히려 '헤라클환·헤라환'을 복용하기 시작한 직후부터 양모, 육모, 발모가 순차적으로 이루어집니다.

둘째, '헤라클환·헤라환'은 기존 탈모 치료의 부작용인 '간 기능 약화'가 없습니다. 오히려 '간 기능 호전'이 이루어집니다.

셋째, '헤라클환·헤라환'은 기존 탈모 치료의 부작용인 '성적 능력 저하'가 없습니다. 오히려 '성적 능력 향상'이 이루어집니다.

Q … **'헤라클환·헤라환'은 탈모의 종류에 따라 달라지는데 대해서 설명해 주십시오.**

A … '헤라클환·헤라환'으로 명명한 것은 남성형 탈모는 '헤라클환'으로, 여성형 탈모는 '헤라환'으로 통칭한 것에 지나지 않습니다.

남성형 탈모에는 M자형 탈모, O자형 탈모, U자형 탈모가 있습니다. 이중에서 앞이마 탈모인 M자형 탈모는 '헤라클M환'으로 치료합니다.

정수리 탈모인 O자형 탈모는 '헤라클O환'으로 치료합니다.

전체 탈모인 U자형 탈모는 '헤라클MU환 혹은 헤라클OU환'으로 근원적 치료를 하여야 합니다.

여성형 탈모에도 다양한 종류가 있습니다. 산후 탈모도 있고, 갱년기 탈모도 있습니다. 이중에서 산후 탈모는 '헤라산후환'으로 치료하고, 갱년기 탈모는 '헤라갱년기환'으로 근원적 치료를 하여야 합니다.

이 외에 질환에 따른 탈모도 있는데 이 또한 치료 방법을 달리합니다.

원형 탈모는 '헤라클·헤라 원형탈모환'으로 치료합니다.

지루성 탈모는 '헤라클·헤라 지루성탈모환'으로 치료합니다.

갑상선 탈모는 '헤라클·헤라 갑상선환'으로 치료합니다.

다낭성 탈모는 '헤라클·헤라 다낭성환'으로 치료합니다.

영양결핍성 탈모는 '헤라클·헤라 영양결핍성환'으로 치료합니다.

항암 탈모는 '헤라클·헤라 항암환'으로 치료합니다.

빈혈 탈모는 '헤라클·헤라 빈혈환'으로 근원적 치료를 하여야 합니다.

Q … '헤라클환·헤라환'의 복용량 및 복용 횟수에 대해서 설명해 주십시오.

A … 남성형 탈모의 헤라클환과 여성형 탈모의 헤라환은 하루에 3회 3포를 기준으로 하지만, 하루에 많이, 자주 복용하면 더 좋습니다. 즉, 1회당 3포 이상(15g 이상) 복용하면 더욱 좋고, 하루에 9회 이상 복용하면 더더욱 좋습니다.

Q … '헤라클환·헤라환'의 효과에 대해서 설명해 주십시오.

A … 하루에 아침, 점심, 저녁 3회로 1회당 5g, 총 15g 복용을 기준으로 한다면,

초기 45일(첫 복용을 시작한 45일) 이후부터는 '양모의 효과'로 기존의 빠지던 머리카락이 덜 빠지는 효과를 느낄 수 있습니다.

그 이후 45일(첫 복용을 시작한 90일) 이후부터는 '육모의 효과'로 기존의 자라지 않던 머리카락이 조금씩 더 자라는 효과를 느낄 수 있습니다.

그 이후 45일(첫 복용을 시작한 135일) 이후부터는 '발모의 효과'로 모낭이 살아있는 곳에서도 나오지 않던 머리카락이 조금씩 자라나오는 효과를 느낄 수 있습니다.

만약 하루에 3회, 1회당 3포 분량의 15g을 복용하거나, 하루에 9회를 복용해서 1일 총 45g을 복용한다고 가정하면,

초기 45일 이후가 아닌 15일(일일 총 45g 복용을 시작한 15일) 이후부터 '양모의 효과'를 느낄 수 있습니다.

그 이후에도 45일 이후가 아닌 15일(일일 총 45g 복용을 시작한 30일) 이후부터 '육모의 효과'를 느낄 수 있습니다.

그 이후에도 45일 이후가 아닌 15일(일일 총 45g 복용을 시작한 45일) 이후부터 '발모의 효과'를 느낄 수 있습니다.

즉, '헤라클환·헤라환'은 '다다익선의 균형한약'으로 '많이, 자주' 복용할수록 더 좋습니다.

Q ··· '헤라클환·헤라환'을 하루에 9회 복용하면서 머리카락이 이전보다 덜 빠지고, 더 자라고, 더 나는데 복용량과 복용 횟수 유지 여부에 대해서 설명해 주십시오.

A ··· 기준을 잡아 드리면 다음과 같습니다.

하루에 3회 이상으로 복용하면 더 빨리 양모, 육모, 발모의 효과를 발휘한다고 보면 됩니다.

그래서 어느 정도 머리카락이 안정화되면서,

하루에 3회 복용 기준으로는 '발모 효과'를 기대한다는 생각으로,

하루에 2회 복용 기준으로는 '육모 효과'를 기대한다는 생각으로,

하루에 1회 복용 기준으로는 '양모 효과'를 기대한다는 생각으로 복용하면 됩니다.

즉, 머리카락이 더 나오게 하기 위해서는 하루에 3회 이상의 복용이 필요하며, 머리카락이 더 자라게 하기 위해서는 하루에 2회 이상의 복용이 필요하며, 머리카락이 덜 빠지게 하기 위해서는 하루에 1회 이상의 복용이 필요합니다.

'아직은 머리카락이 더 나야 한다.'고 생각한다면 하루에 3회 이상 복용하면 되고, '이제는 머리카락이 거의 다 난 것 같다.'고 생각한다면 하루에 2회 복용하면 되고, '이제는 이전처럼 빠지지 않게끔 관리만 하면 될 것 같다.'고 생각한다면 하루에 1회 복용하면 됩니다.

Q ··· **'헤라클환·헤라환'의 특징에 대해서 간략하게 설명해 주십시오.**

A ··· '헤라클환·헤라환'은 '탈모와 관련한 균형조절력'을 가질 수 있도록 도와줌으로써 우리의 몸과 마음이 스스로 탈모 유전자를 억제화하고, 발모 유전자를 활성화시킬 수 있도록 하는 '다다익선의 균형한약'입니다. 따라서 많이, 자주 복용할수록 '양모, 육모, 발모'에 좋습니다.

'헤라클·헤라 혁명'으로
'발모의 희망'을 '발모의 현실'로

'헤라클환·헤라환'으로 '한 올 한 올의 소중함'이 지켜질 수 있도록 도와드립니다

'머리카락 한 올 한 올의 가치는 어느 정도일까요?'

사람의 모발은 평균적으로 10만 개 정도로 알려져 있습니다.

머리카락 10만 개가 정상적인 주기로 성장기, 퇴행기, 휴지기를 거치는 비탈모인들에게 머리카락 한 올 한 올은 큰 가치를 지니지 못할 수도 있습니다.

그러나 새롭게 나는 머리카락보다 빠지는 머리카락이 더 많은 탈모인들에게 머리카락 한 올 한 올은 너무도 소중하여 엄청난 가치를 지닐 것입니다.

머리카락 수가 많을 때는 아무렇지도 않던 '한 올 한 올'이 머리카락 수가 점점 줄어들 때에는 '한 올 한 올'이 가슴 저립니다.

그래서 극단적으로 '모발 이식수술'을 통해서라도 '한 올 한 올'을 보존하려고 합니다.

그러나 모발 이식을 통한 한 올 한 올은 비록 나의 것이지만 +된 것이 아니라 = 혹은 -된 것이니 더 아쉽습니다.

물론 이식된 모발 주변을 유지하기 위해서는 '간 기능 약화' 및 '성적 능력 저하'의 염려에도 불구하고 기존 의료의 경구용 탈모 약물을 지속적으로 복용해야 합니다.

단순하게 '모발 이식수술'을 통한 '한 올 한 올'의 수술비를 환산하면 '한 올 한 올의 단순 가치'가 나올 수도 있겠습니다. 즉, '모발 이식수 / 모발 이식 비용'으로 환산해 볼 수도 있습니다.

그러나 탈모인들이 느끼는 '한 올 한 올의 가치'는 그 이상입니다. 더구나 '헤라클환·헤라환'을 통해서 근원적으로 스스로의 성장주기 긍정화를 통해 '한 올 한 올'을 새롭게 나올 수 있도록 하는 자율 균형적 머리카락의 가치는 엄청날 것입니다.

'헤라클환·헤라환'으로 '못 가진 자에서 가진 자'가 될 수 있도록 도와드립니다

'머리카락을 가진 자'는 '머리카락을 못 가진 자'를 이해하지 못합니다.

우리 모두는 '머리카락을 가진 자'였습니다.

그러나 어느 시점에 머리카락을 빼앗기기 시작하였고, 어느 순간부터 '머리카락을 못 가진 자'가 되었습니다.

'가진 자'는 '못 가진 자'가 되고서야 '가짐의 소중함'을 알게 됩니다. 아니 '가짐의 엄청난 소중함'을 깨닫게 됩니다.

그러나 그러한 깨달음에도 불구하고 다시금 '가질 수 없음'에 절망하고 좌절하곤 합니다.

'아직도 가진 자'는 '이미 못 가진 자'를 이해할 수 없을 것입니다.

이해받지 못하는 '머리카락을 못 가진 자'를 위해 '기존 탈모 치료'와 달리 쉐딩현상도 없이, 간 기능 약화도 없이, 성적 능력 저하도 없이 '헤라클환·헤라환'이 '다시금 머리카락을 가진 자'로 될 수 있도록 도와드립니다.

'헤라클환·헤라환'으로 '절망에서 희망'으로 바뀔 수 있도록 도와드립니다

'한 올 한 올'

어느 순간 '한 올 한 올' 빠져나가는 머리카락에 의구심이 생깁니다.

어느 순간 '한 올 한 올' 빠져나가는 머리카락이 탈모로 확인됩니다.

어느 순간 '한 올 한 올' 빠져나가는 머리카락에 공포감이 생깁니다.

어느 순간 '한 올 한 올' 빠져나가는 머리카락에 '왜 내가!'라는 분노가 일어납니다.

어느 순간 '한 올 한 올' 빠져나가는 머리카락을 부여잡기 위한 숱한 노력을 하고 있는 스스로를 발견합니다.

어느 순간 '한 올 한 올' 빠져나가는 머리카락에 '어찌할 수 없음'의 좌절감이 일어납니다.

어느 순간 '한 올 한 올' 빠져나가는 머리카락에 '운명으로 받아들임'의 포기가 생깁니다.

어느 순간 '한 올 한 올' 빠져나가는 머리카락의 탈모는 자연스러운 일상이 되었습니다.

그러나 '헤라클환·헤라환'을 만나고 '한 올 한 올'이 달라집니다.

어느 순간 '한 올 한 올'이 덜 빠지는 신기함을 느끼실 겁니다.

어느 순간 '한 올 한 올'이 더 자라는 신기함을 느끼실 겁니다.

어느 순간 '한 올 한 올'이 더 나오는 신기함을 느끼실 겁니다.

'헤라클환·헤라환'으로 '기존 탈모 치료'와 달리 건강하게 도와드립니다

'기존 탈모 치료'와 '헤라클환 헤라환'의 차이는 탈모의 유전적 불가변성, 가변성에 대한 인식과 원인, 기전에 대한 관점에서 기인합니다.

'기존 탈모 치료'를 정리하자면 다음과 같습니다.

탈모에는 크게 남성형 탈모와 여성형 탈모가 있습니다. 특히, 남성형 탈모의 원인에 대해서는 주로 '유전적 영향'으로 이해합니다. 물론 유전 외에 환경적 요인도 여러 가지 변수로 파악하고 있습니다. 다만 기존 탈모 치료에서는 탈모의 주원인을 '유전'으로 바라보면서 유전적 인자에 의해서 남성호르몬의 테스토스테론이 5-알파환원효소에 의해서 변환되는 디하이드로테스토스테론DHT이 모공을 공격함으로써 탈모가 이루어진다고 봅니다.

남성형 탈모에는 M자형 탈모, O자형 탈모, U자형 탈모가 있습니다.

여성형 탈모에는 산후 탈모, 갱년기 탈모 등이 있습니다.

이 외에도 질환에 따른 탈모에는 원형 탈모, 지루성 탈모, 갑상선 탈모, 다낭성 탈모, 영양결핍성 탈모 등이 있습니다.

기존 탈모 치료는 크게 2가지 측면에서 접근하고 있습니다.

첫째, 외용제로 미녹시딜의 혈관 확장제를 쓰거나,

둘째, 5-알파환원효소 2가지 형태를 억제하는 피나스테리드, 두타스테리드를 활용합니다.

이 같은 기존 탈모 치료법의 장단점을 살펴보면,

외용제인 미녹시딜은 간 기능에 장애를 일으키지는 않지만 '쉐딩 현상'이 일어난다는 것이며,

피나스테리드와 두타스테리드는 간 기능 장애와 성적 기능 저하를 유발할 수도 있으며, 중지 시 급격한 탈모가 진행된다고 알려져 있습니다.

이와 같은 기존 치료로도 발모의 효과가 없는 경우에는 최종적으로 모발 이식을 시행하게 됩니다. 모발 이식에는 절개법과 비절개법이 있지만, 모발 이식 성공률에는 차이가 있는 것으로 알려져 있습니다. 더구나 이식을 한다고 하더라도 지속적으로 경구용의 기존 치료 약물을 복용해야 하는 것도 적잖은 부담이 되고 있습니다.

이에 비해서 '헤라클환·헤라환'에서는 비록 탈모가 유전적 영향을 지배적으로 받지만 후성학적 유전에 의해서 탈모 유발 유전자의 발현을 균형한약으로 억제할 수 있다고 봅니다. 더구나 탈모의 원인은 유전적 영향을 받지만 궁극적으로는 '혈허'로 인한 질환입

니다.

따라서 '혈허'와 몇 가지의 근본적인 원인과 기전을 헤라클환, 헤라환으로 치료 또는 보완을 통해 모발의 성장기, 퇴행기, 휴지기를 긍정적으로 조절하여 양모, 육모, 발모를 도울 수 있습니다.

'헤라클환·헤라환'은 우리의 몸과 마음이 스스로 탈모 유전자를 억제하고, 발모 유전자를 활성화시키는 '다다익선의 균형한약'으로 많이, 자주 복용할수록 좋습니다.

더구나 '헤라클환·헤라환'으로 기존 탈모 치료의 부작용인 '성적 능력 저하'가 아닌 오히려 '성적 능력 향상'이 이루어지며, 기존 탈모 치료의 부작용인 '간 기능 약화'가 아닌 오히려 '간 기능 좋아짐'이 이루어짐을 확인하게 됩니다.

남성형 탈모의 헤라클환과 여성형 탈모의 헤라환은 하루에 3회, 1회당 5g이 기본이지만, 하루에 수시로, 1회당 15g 이상 복용하면 더욱 좋습니다.

하루에 3회, 1회당 5g, 총 15g 복용 기준 시,

초기 45일간은 양모의 효과로 기존의 빠지던 머리카락이 덜 빠지는 효과를 느낄 수 있으며,

그 이후에 45일간은 육모의 효과로 기존의 자라지 않던 머리카락이 조금씩 더 자라는 효과를 느낄 수 있으며,

그 이후부터는 발모의 효과로 모낭이 살아있는 곳에서도 나오지 않던 머리카락이 조금씩 자라나오는 효과를 느낄 수 있습니다.

만약 하루에 9회 복용이나 3회 복용이더라도 총 45g을 복용한다면 45일간이 아닌 15일 만에 양모의 효과를, 그 이후에도 45일이

아닌 15일 만에 육모의 효과를, 그 이후에는 발모의 효과를 경험
할 수가 있을 것입니다.

'헤라클환·헤라환'으로 '발모의 기적'이 이루어질 수 있도록 도와드립니다

다른 외용제나 시술 없이도 '헤라클환·헤라환'의 복용만으로 '발모
의 기적'이 이루어질 수 있도록 도와드립니다.

기존 탈모 치료의 문제점에도 불구하고, 기존 탈모 치료 약물의
복용 연령대가 낮아지고 있다는 통계자료도 있습니다.

10대 후반부터 시작될 수 있는 탈모로 인해서 비록 대중적인 치료
에 불과한 '기존 탈모 치료'이지만, 다른 대안적인 방법이 없는 상
황에서 탈모 환자들은 '탈모의 공포감'으로 '기존 탈모 치료'를 선
택할 수밖에 없었습니다.

 물론 기존 탈모 치료가 일부의 남성 탈모 환자들에게 모발 탈락
의 두려움을 줄여 주었지만, 그에 따른 '간 기능 약화'와 더불어 '성
적 능력 저하' 등의 문제점도 같이 발생하였습니다.

기존 탈모 치료의 핵심적인 문제는 5-알파환원효소 억제에 치중
된 인위적인 조절로 인한 2차적인 부작용입니다.

'헤라클환·헤라환'은 기존 탈모 치료와 달리 쉐딩현상 없이, 간 기
능 약화 없이, 성적 능력 저하 없이, 오히려 복용을 시작하자마자
'양모 효과'가 발휘되면서 점차적으로 '육모 효과', '발모 효과'를 보
이게 됩니다. 더불어 간 기능이 좋아지며, 성적 능력이 향상되는

놀라운 효과를 보이게 됩니다.

그것도 다른 외용제나 시술적인 처치법 없이 오직 '헤라클환·헤라환'의 복용만으로 기적 같은 효과를 발휘하게 됩니다.

'헤라클환·헤라환'으로 탈모로부터 자유롭고 싶은 '탈모 탈출'을 도와드립니다

'헤라클환·헤라환'으로 '탈모로부터의 자유로움'을 도움받으십시오.

탈모인들은 참으로 고달픕니다. 어찌할 수 없음에 숱한 고민과 갈등의 시간들이 삶을 속박합니다.

처음에는 의아한 감정이었다가,

그 다음에는 부인하고픈 마음이었다가,

그 다음에는 이것저것 하며 방황하듯 실천해 보지만 좌절하게 되고,

그 다음에는 포기한 듯한 방관자적 입장에서 간헐적 시도만 유지하고,

그 다음에는 어찌할 수 없음에 무심하게 되기도 합니다.

그러나 그러한 감정의 변화들 속에 놓여 있는 하나의 욕구는 '탈모가 아니라면 지금보다 조금 더 자유롭게 무얼 할 수 있을 텐데!'일 것입니다.

고달픈 감정의 굴레 속에서 탈모로부터 자유롭고 싶은 그 마음을 '헤라클환·헤라환'이 도와드리겠습니다.

'헤라클환·헤라환'으로 '발모의 희망'을
'발모의 현실'로 도와드립니다

헤라클MU환을 복용하기 시작합니다.

'탈모의 절망'을 '발모의 희망'으로 바꾸기 위해 확신에 찬 첫 출발을 내딛습니다.

그러나 마음은 조급합니다.

하루가 지납니다.

또 하루가 지납니다.

긴장성 두통처럼 두피를 쪼이는 심리적 부담감이 다가옵니다.

어느덧 조금은 담담해진 스스로를 발견합니다.

더 이상 두피의 조여짐은 나타나지 않습니다.

물론 중간 중간 조급함 때문에 긴장성 두통이 올라오지만 조금은 바쁨을 내려놓으려고 합니다.

헤라클MU환의 복용이 이어집니다.

'발모의 희망'을 '양모의 현실'로, '육모의 현실'로, '발모의 현실'로 점차적으로 이어집니다.

나이 50세를 되돌려 49세의 탈모가 한 올이 덜 빠지고, 한 올이 더 길어지고, 한 올이 더 올라오면서 48, 47, 46, 45, 44, 43, 42, 41, 40세의 머리카락으로 갑니다.

'발모의 현실'이 점차적으로 실현되어 갑니다.

다시금 39, 38, 37, 36, 35, 34, 33, 32, 31, 30세 때의 머리카락으로 갑니다.

29,

28,

27,

26,

25,

24,

23,

22,

21,

20,

19,

18세, '탈모'라는 용어조차 낯설었던 그 학창시절의 머리카락으로 돌아갈 수 있다는 희망은 하루하루 현실화되어 가고 있습니다.

이제는 탈모를 걱정하기 이전의 머리카락으로 변해가는 필자의 두피 모습을 보면서 지난 30년의 회한을 다시금 되뇌어 봅니다.

헤라클환을 하루에 9회, 1일 45g 이상 복용으로 30년 탈모의 세월을 거슬러, 지난 젊음의 머리카락을 향해 나아가고 있습니다.

'탈모 치료를 위해서는 탈모만 연구하면 안 된다.'라고 생각했습니다.

그리고 또 '탈모 치료를 위해서는 모든 질환을 다 연구해도 안 된다.'라는 생각도 했습니다.

참으로 모순적인 말입니다.

그러나 모순적일 것 같지만 사실입니다.

탈모에만 매달려 머리카락의 생리, 병리 등에 대해서 알고자 하면

'기존 탈모 치료'의 이론적인 부분과 실질적인 효과를 확인할 수 있을 뿐 새로운 해답을 찾을 수는 없었을 것입니다.

그렇다고 인간의 모든 질병의 생리와 병리 등에 대해서 알고자 하지만 알 수 없을 뿐만 아니라 가능하지도 않습니다. 더구나 모든 질병과 탈모가 연계되어 있지는 않기에 탈모와 관련한 구체적인 이론과 실천을 확인할 수도 없습니다.

따라서 탈모와 관련한 생리와 병리에만 매몰되어도, 이 세상의 모든 질환과 관련한 생리와 병리에 몰두하여도 '기존 탈모 치료'와 다른 새로운 탈모의 근원적인 치료가 가능하지는 않습니다.

머리카락은 우리의 몸과 마음이 이루어내는 하모니의 현상입니다. 따라서 머리카락의 상태를 통해서 우리 몸과 마음의 변화를 알 수도 있고, 우리의 몸과 마음을 변화시켜 머리카락의 상태를 바꿀 수도 있습니다.

'가짐'과 '못 가짐'을 아주 뚜렷하게 구분 짓게 만들었던 머리카락! '머리카락 못 가짐의 탈모'를 '머리카락 가짐의 발모'로 변화시킬 수 있는 '헤라클환·헤라환'에 도움을 청하십시오.

참고문헌

탈모, 발모 머리카락 세포 박철원 지음 bookLab 2013
오류투성이의 육모 후나하시 나리아키 지음 발육사 2015
쉽게 쓴 후성유전학 리처드C.프랜시스 지음 시공사 2014

헤라클·헤라 탈모·발모 혁명

한의사 조정식 지음

1판 1쇄 인쇄 | 2020년 7월 25일
1판 1쇄 발행 | 2020년 8월 1일

발행처 | 건강다이제스트사
발행인 | 이정숙

출판등록 | 1996. 9. 9
등록번호 | 03 - 935호
주소 | 서울특별시 용산구 효창원로70길46(효창동, 대신빌딩 3층) 우편번호 04317
TEL | (02)702-6333 FAX | (02)702-6334

정가 13,000원

ISBN 979-11-87415-21-3 13510